Aimer et prendre soin des enfants indigo

Aimer et prendre soin des enfants indigo

Doreen Virtue, Ph.D.

Ariane Éditions inc.

Titre original anglais :
The Care and Feeding of Indigo Children

Publié et distribué aux États-Unis par :
Hay House, P. O. Box 5100, Carlsbad, CA 92018-5100 • 1-800-654-5126
www.hayhouse.com

1209, av. Bernard O., bureau 110, Outremont, Qc, Canada H2V 1V7
Téléphone : (514) 276-2949, télécopieur : (514) 276-4121
Courrier électronique : info@ariane.qc.ca
Site Internet : ariane.qc.ca

Traduction : Marie-Blanche Daigneault
Révision linguistique : Monique Riendeau
Graphisme : Carl Lemyre
Mise en page : Bergeron Communications Graphiques

ISBN : 2-920987-59-3
Dépôt légal : 1er trimestre 2002
Bibliothèque nationale du Québec
Bibliothèque nationale du Canada
Bibliothèque nationale de Paris

Diffusion
Québec : ADA Diffusion – (450) 929-0296
Site Web : www.ada-inc.com
France : D.G. Diffusion – 05.61.000.999
Belgique : Rabelais – 22.18.73.65
Suisse : Transat – 23.42.77.40
Imprimé au Canada

À mes enfants indigo,
Chuck, Grant, Nicole et Catherine.
Merci pour votre Amour
et votre Lumière !

Table des matières

Préface de Jan Tober

Au printemps 1999, mon partenaire d'écriture, Lee Carroll, et moi-même avons publié un livre intitulé *Les enfants indigo*. Cet ouvrage traitait du concept d'une race nouvelle d'enfants qui apparaît aujourd'hui sur terre – un groupe que l'on nomme « les enfants indigo ».

Depuis les dix dernières années, Lee et moi avons voyagé partout dans le monde comme auteurs et conférenciers. Nos propos portaient principalement sur l'appropriation de nos pouvoirs personnels et l'impact de l'amour. Au cours des toutes dernières années toutefois, une question prédominait dans l'esprit de nos auditoires, notamment des parents, des travailleurs sociaux, des psychologues conseillers, des enseignants, des grands-parents ou de quiconque ayant un contact direct avec les enfants : « Que faut-il faire pour aider les enfants ? » Ces gens étaient préoccupés par l'usage croissant du Ritalin et d'autres médicaments du même type prescrits et administrés aux jeunes un peu partout dans le monde. Dans certains États (américains, NDT), l'on commence même à administrer ce traitement aux enfants d'âge préscolaire et aux bambins. Que l'usage de ces substances augmente ainsi est révoltant et préoccupant.

Notre ouvrage concluait que les enfants d'aujourd'hui sont différents : ils posent plus de difficultés, sont doués d'une intelligence supérieure, se montrent plus rebelles, ont davantage d'intuition et sont plus enclins à la spiritualité. Dans certains cas, ils sont plus violents (en l'occurrence, lors de tueries dans des écoles où des enfants en ont massacré d'autres) que toute autre génération jusqu'ici. C'est là une situation qui exige une transformation et un renouvellement du rôle de parent et de la pédagogie, renouvellement qui se distanciera des vieilles méthodes.

Le Dr Doreen Virtue a beaucoup contribué à ce livre publié en 1999, dans lequel paraît pour la première fois l'expression « enfants indigo », expliquée au grand public. Le Dr Virtue détient un doctorat en psychologie spirituelle ; c'est également une conférencière qui participe grandement à ce changement de paradigme que la société se doit d'identifier et d'instaurer.

Les diagnostics de trouble déficitaire de l'attention (TDA) et de trouble déficitaire de l'attention avec hyperactivité (TDAH) sont de nos jours apposés de façon fort libérale et sont désormais devenus des expressions courantes. Par ailleurs, les méthodes conventionnelles d'éducation par les parents et d'enseignement ne valent plus. Elles sont désuètes, voire archaïques. Aucun des ouvrages traitant du TDA, du TDAH et des médicaments associés n'apporte de réponses définitives aux parents, notamment sur le plan holistique. C'est de cet aspect que traite l'ouvrage de Doreen ; on y retrouve des suggestions valables et des solutions positives. Avec un vent de renouveau, son approche nous permet d'entrevoir cette question sous le jour des attributs différents qui caractérisent nos jeunes gens, ceux que nous appelons les enfants indigo.

Qui sont donc ces enfants dont on dénombre aujourd'hui de multiples naissances, et comment avons-nous découvert ce phénomène ? Vers le milieu des années 70, j'ai fait la connaissance de Nancy Ann Tappe, un professeur doué et une psychologue conseillère perspicace. Nancy étudiait les couleurs de l'aura humaine et leurs sens possibles dans le cadre de ses recherches en tant que thérapeute. En 1982, elle rédigea l'ouvrage intitulé *Understanding Your Life through Color* (Comprendre sa vie grâce aux couleurs).

Nancy établit une typologie des attributs humains et des schémas de comportement qui les font correspondre aux couleurs formant le champ électromagnétique enveloppant toutes les créatures vivantes. Chez les êtres humains, on parle de champ aurique. Grâce à des recherches approfondies, Nancy a élaboré un système pour ébaucher un portrait psychologique étonnamment précis et révélateur à l'aide de cette méthode des couleurs de l'aura. Il s'agit d'une prémisse novatrice permettant le classement des comportements humains. Et l'un des types nouveaux de comportement qu'elle a relevés est associé à une teinte bleu sombre qui est le propre d'environ 80 % des enfants nés après 1980. Elle a nommé cette nouvelle teinte « indigo ». Voilà pourquoi notre livre porte ce titre et nos recherches se penchent sur ces enfants spéciaux.

Les indigos ne souffrent pas systématiquement de TDA ou TDAH, et tous les enfants affublés de ce diagnostic ne sont pas des indigos. Les caractéristiques du comportement des indigos semblent cependant correspondre aux symptômes de ces affections. Dans notre ouvrage, Lee et moi-même avons proposé cette définition en guise de postulat :

> Un enfant indigo est celui qui affiche une série d'attributs psychologiques inconnus et inhabituels et qui adopte un schéma de comportement qui, jusqu'ici, n'a pas fait l'objet d'études. Ce schéma comporte des facteurs communs et uniques suggérant que ceux qui sont en contact avec ces enfants (notamment les parents) doivent adopter une autre attitude et un mode d'éducation différent pour que ces petits atteignent l'équilibre. Si l'on ne tient pas compte de ces schémas, l'on risque d'engendrer des déséquilibres et des contrariétés dans l'esprit de ces jeunes vies si précieuses.

Nous avons également répertorié les schémas de comportement les plus fréquents chez les indigos :

1. Ils viennent au monde animés d'un sentiment de majesté (qui se traduit souvent dans leur comportement).
2. Ils considèrent qu'ils méritent d'être ici. Et ils s'étonnent de voir que d'autres n'éprouvent pas la même chose.
3. Le sentiment de valeur personnelle ne pose pas de grand problème chez eux. Ils diront souvent à leurs parents « qui ils sont ».
4. Ils éprouvent beaucoup de difficulté face à l'autorité absolue – une autorité dénuée d'explication et/ou sans alternative.
5. Ils refusent absolument de se livrer à certaines choses ; par exemple, faire la queue leur est pratiquement impossible.
6. Les systèmes de type ritualiste qui excluent la pensée créatrice les agacent.
7. À la maison ou à l'école, ils discernent souvent la meilleure façon de procéder ; de ce fait, ils semblent être des « casseurs de systèmes », des anticonformistes.
8. À moins de fréquenter des gens comme eux, ils paraissent antisociaux. S'ils ne trouvent personne dans leur entourage avec qui ils ont une affinité de conscience, ils se replient sur eux-mêmes et croient qu'aucun être humain sur terre ne peut les comprendre. Sur le plan social, l'école s'avère souvent extrêmement éprouvante.
9. Ils ne se plient pas à une discipline « culpabilisante » du genre : « Attends que ton père rentre ! »
10. Ils ne se gênent pas pour faire savoir ce dont ils ont besoin.

En parcourant ces pages d'une auteure affectionnée et dévouée, laissez votre cœur, ainsi que votre esprit, s'ouvrir à de nouvelles solutions pour nos enfants. Le Dr Virtue comble le fossé qui sépare la pensée linéaire et les idées créatives actuellement diffusées dans le grand public. Nantie de solides antécédents, cette spécialiste éclaire la question en restant à l'écoute de son intuition. Sa contribution suscite mon enthousiasme ; j'en suis ravie.

Les enfants sont notre avenir. Il nous faut donc recadrer la réalité actuelle depuis l'espace en notre cœur, changer le futur potentiel et mener une existence plus équilibrée. Soyons donc la passerelle d'arc-en-ciel menant de nos vieilles attitudes aux idées novatrices – pour nos enfants, nous-mêmes et notre planète.

Merci Doreen pour cet ouvrage !

Jan Tober, coauteure des *Enfants indigo*

Remerciements

Mille mercis à Lee Carroll, à Jan Tober, à Nancy Ann Tappe, à Charles Schenk, à Nicole et Steven Farmer, à Grant Schenk, à Michele Avanti, à Alec Bridges, à Jill Kramer, à Reid Tracy, à Louise L. Hay, à Ron Tillinghast et à tous les enfants indigo et leurs parents qui ont participé aux entrevues et apporté leurs histoires à ce livre.

Introduction

De petits artisans de lumière

Les enfants indigo forment une race d'individus venus sur notre planète pour nous accorder leurs dons. Ils sont ici pour changer nos systèmes politiques, notre éducation, notre alimentation, notre structure familiale et autres organisations. Ils sont également venus pour nous aider à réaliser notre potentiel en nous aidant à nous rapprocher de notre nature et à devenir plus intuitifs.

À l'instar des premiers colons d'Amérique du Nord ou d'Australie, les indigos sont autosuffisants, résolus, opiniâtres et créatifs. Ils ont une mission à accomplir, et personne ne se mettra en travers de leur route. Les générations précédentes ont reçu le message intuitif : « Changez le gouvernement, guérissez le monde. » Elles ont entrepris de le faire, mais se sont laissé distraire et décourager par l'inertie et les responsabilités familiales. Les enfants indigo ne permettront pas qu'une telle chose se reproduise – à moins, bien sûr, que nous ne les assujettissions par la médication.

D'aucuns voient cependant d'un mauvais œil le vent de changement qu'apportent ces enfants. Ils préféreraient que le modèle scolaire demeure tel qu'il est et souhaiteraient que les indigos s'y conforment. Puisqu'il n'est pas possible de les contraindre à quoi que ce soit – ils perçoivent la coercition comme une manipulation malhonnête –, on a recours à une méthode insidieuse, la médication, pour obtenir qu'ils s'intègrent.

On attribue souvent les étiquettes de TDA ou TDAH aux enfants indigo parce qu'ils souffrent soit du trouble déficitaire de l'attention, soit du trouble déficitaire de l'attention avec hyperactivité. Et pourtant, ils ne sont pas perturbés ; c'est plutôt le monde auquel ils tentent d'appartenir qui l'est ! Notre univers est rempli d'artifices et de malversations. Et comme le dit Dawn, une enfant indigo que nous citerons tout au long de cet ouvrage : « Nous souffrons d'un déficit de l'attention, c'est sûr, mais il s'agit d'un déficit d'attention de la part de nos parents et des autres adultes dont nous avons besoin pour nous guider. »

Dans notre monde moderne, les gens se mentent à eux-mêmes et dupent les autres ; ils se sustentent de nourriture industrielle et respirent de l'air pollué. Ils se rendent, jour après jour, à un travail qu'ils détestent et se dissocient de leur insatisfaction sous-jacente. Pour leur part, ces enfants ne sont pas pourvus de cette capacité de se dissocier et de s'abuser. Ils sont doués de télépathie et sont beaucoup trop intègres pour se leurrer. En un sens, ces jeunes sont un exemple édifiant pour nous tous.

Peut-être que TDAH représente la « Direction de l'Attention vers les Hautes Dimensions ».

En anglais, l'acronyme ADD (TDA en français) signifie « ajouter », synonyme de plus et de positif. En vérité, les indigos présentent en effet nombre de caractéristiques positives et peuvent apporter beaucoup à leur famille et à leur communauté.

Les enfants indigo sont conçus en vue d'une mission difficile qui consistera à remodeler le gouvernement, notre éducation et notre structure sociale. Un peu comme un camp d'entraînement militaire forme les soldats au combat, ils semblent avoir besoin dans leur vie d'un fort degré de stimulation et d'excitation. Comme si leur cerveau était câblé de façon à pouvoir supporter une grande quantité de stress, lorsque leur environnement ne leur procure pas une stimulation suffisante, ces enfants la recherchent ou la produisent par eux-mêmes.

Les êtres surdoués et ceux qui souffrent du TDAH présentent un bon nombre de traits similaires, dont un QI élevé, de l'imagination et un penchant pour le risque. En fait, les spécialistes s'entendent à dire que la seule différence entre l'enfant surdoué et l'hyperactif est que le premier termine les projets qu'il entreprend alors que le second laisse tomber en cours de route. Donc, les enfants souffrant du TDAH ont peut-être besoin qu'on les guide en ce qui concerne les manières de s'organiser, plutôt que de leur donner du Ritalin.

Les enfants indigo sont de jeunes excentriques qui dictent leurs règles et vivent selon leur cœur et leur intelligence. Et cette disposition a malgré tout des effets positifs. Le Dr David Weeks, du Royal Edinburgh Hospital en Écosse, a mené des interviews auprès de 1 100 « excentriques ». Il a découvert que ces derniers partageaient trois caractéristiques primaires : une volonté de fer, un fin sens de l'humour et une imagination créatrice. Ils ont également moins de problèmes de santé que la majorité des gens et vivent plus longtemps. En outre, le Dr Weeks a découvert que « les excentriques ont tendance à être joyeux, idéalistes et à déborder de projets visant à améliorer ou à sauver le monde ». Il y a ainsi de nombreux avantages à être excentrique.

Le Dr Weeks en a conclu que les excentriques « éprouvent une curiosité insatiable qui les aiguillonne et les pousse à faire fi des petites contrariétés et des tensions de la vie quotidienne qui affligent les gens en général ». Les enfants indigo et les excentriques sont beaucoup trop occupés à échafauder des plans dans le but de sauver le monde pour se préoccuper de faire leur lit !

On raconte qu'une enfant trouvant sur son chemin un énorme tas de fumier s'empara d'une pelle et se mit à fouiller furieusement ce fumier. Sa mère, apercevant ce qu'elle faisait, lui demanda : « Mon Dieu ! Qu'est-ce que tu fais là ? »

« Je sais bien que dans un tas de fumier comme celui-ci, il doit bien y avoir un poney quelque part ! » répondit la petite fille.

Avec les indigos, il nous faut souvent recadrer leur comportement et creuser de la même manière pour trouver le poney. À défaut de cela, ces enfants sont punis, grondés et ridiculisés – si ce n'est pas à la maison, ils le seront alors par leurs professeurs et leurs pairs. Ils ont honte de qui ils sont, et ce sentiment ternit le lustre de leurs dons en or. Tels des chiens qui auraient été maltraités, les enfants indigo marchent la tête basse et la « queue entre les jambes ». L'essentiel de leurs problèmes comportementaux découle du traumatisme de la honte et de la maltraitance affective plutôt que du TDA.

Les enfants indigo *savent* qu'ils sont différents de la majorité. Plusieurs d'entre eux m'ont avoué : « C'est comme si un autobus m'avait un jour largué sur cette planète et que je me demandais sans cesse quand il allait revenir me chercher pour me ramener à la maison. » Heureusement, il existe à l'heure actuelle assez d'indigos vivants pour former un groupe de pairs à l'école. À l'instar des bandes dont nous nous souvenons (punk, disco, etc.), un groupe nouveau s'est formé : on les nomme les enfants indigo.

Ce groupe social peut atténuer la souffrance que provoquent les taquineries ou les réprimandes causées par le fait d'être différent. En l'absence de ce soutien de la part d'amis ou de la famille, les enfants indigo au tempérament sensible pourraient croire que quelque chose ne va pas en eux. Cela pourrait mener à une réaction, ou encore à une profonde introversion.

« Le TDA ne conduit pas à la délinquance », affirme Jeffrey Freed, M.A.T., l'auteur de *Right-Brained Children in a Left-Brained World.* « Mais je crois que cette erreur de classification et de la honte qui y est associée sont des facteurs menant à la délinquance. La majorité de ces marginaux rebelles aurait mené des vies heureuses, productives, si ce n'était de leur "crime", qui était d'apprendre suivant un mode différent. »

Les indigos se sentent déjà vieux à la naissance. D'une certaine manière, ils en savent beaucoup plus que les adultes, tout en n'ayant que des occasions restreintes d'exprimer leurs dons du fait des contraintes de temps et d'argent dans le système d'éducation. Les cours et les devoirs occupent leur journée tout entière – et le pire, c'est que ça ne rapporte pas un sou ! Que diriez-vous si vous deviez passer tout votre temps à un endroit en compagnie de gens qui se moquent de vous ou vous évitent, où l'on vous laisse entendre que quelque chose cloche chez vous – et qu'en plus, vous n'en tiriez pas d'argent ? Bien sûr, on vous assurerait qu'un de ces jours, tous ces efforts mèneraient à une compensation, mais au fond, vous ne seriez jamais vraiment certain de la façon dont cela devrait se produire.

Une jeune fille indigo âgée de dix-neuf ans me décrit ainsi ses expériences à l'école et dans la vie :

> Mon nom est Alicia, ce qui signifie « vérité ». Je porte bien mon nom. Je ne peux pas supporter le mensonge et la malhonnêteté. À l'école, je ne peux pas écouter. Je sais que ça ne sert à rien d'apprendre ce qu'ils tentent de m'enseigner parce que je ne vais jamais en faire usage.
>
> Je sais que j'ai un rôle à jouer sur cette terre. J'en suis sûre, mais j'ignore en quoi il consiste. Je sais que je suis censée aider les gens, mais je ne sais ni qui je dois aider, ni comment. J'ai conscience qu'il existe quelque chose de plus grand et que cela concerne mon âme, et non les connaissances qu'on m'enseigne à l'école.

> Je pourrais me perdre très facilement dans le monde, mais quelque chose me ramène toujours. Je sais bien que ce sont les anges et qu'ils veillent sur moi parce qu'ils me le montrent mille fois par jour. J'ai senti leur présence. Je les ai vus et je suis certaine qu'ils existent. Je voudrais confier ces certitudes à mes amis et à ma famille, mais ils ne comprennent pas.

Ces enfants sont extrêmement créatifs, et leurs idées vont au-delà des idées reçues. Dans notre monde, ce type de pensée a engendré bon nombre des percées décisives. Par contre, s'il est mal compris et s'il n'est pas dirigé correctement, cet éclat que dégage l'indigo sera malheureusement interprété comme du TDA ou TDAH. Plusieurs chercheurs supposent que, s'ils avaient vécu à notre époque, Einstein, Thomas Edison, Léonard de Vinci ou d'autres grands penseurs se seraient vus affublés de l'étiquette TDA. Il va sans dire que, sachant ce que nous savons d'eux aujourd'hui, il aurait été désolant de voir contrecarrées les œuvres d'envergure de ces brillants scientifiques et philosophes.

Et la clé de l'approche à l'enfant indigo est précisément le *sens*. Mon travail en tant que conseillère spirituelle m'a convaincue que toute maladie psychologique découle d'une seule cause : la personne atteinte ne travaille pas sur le sens de sa vie divine. Le seul fait que votre enfant soit un enfant ne signifie pas qu'il soit à l'abri de l'angoisse existentielle. De nos jours, les enfants se mettent à s'interroger sur le sens de la vie en très bas âge. Vous aussi, peut-être.

Que les indigos apprennent et agissent différemment n'indique pas pour autant qu'ils sont moins intelligents. Le Dr Jane Healy, auteure de *Endangered Minds*, observe que le QI est en hausse chez les élèves d'aujourd'hui, comparativement aux générations antérieures. Ces enfants indigo ne sont en aucun cas des imbéciles ! Simplement, leur QI global reflète un changement : leurs notes sont plus élevées dans la catégorie de l'intelligence non verbale, mais elles ont chuté dans le domaine des aptitudes verbales. Par contre, puisque les mesures du QI proviennent d'une alliance des attitudes verbales et non verbales, le classement général est, à l'heure actuelle, plus élevé que jamais.

Néanmoins, les bulletins scolaires de ces enfants ne témoigneront pas forcément de leur intelligence. Leur esprit brillant transparaît lorsqu'ils obtiennent un pointage élevé aux jeux vidéo, lorsqu'ils créent de magnifiques colliers de perles ou mémorisent chaque parole de leurs chansons préférées. Dans le présent ouvrage, nous parlerons de méthodes pour *appliquer* cette intelligence dans d'autres domaines de leur existence, par exemple sur le plan scolaire, ou dans leurs rapports familiaux.

Les enfants indigo font partie d'un groupe d'individus qui sont tout d'abord venus sur cette planète vers la fin des années 70. Certains d'entre eux sont arrivés plus tôt, ils agissaient alors comme « éclaireurs ». Ces tout premiers indigos sont venus par petits groupes vers la fin des années 50 et dans les années 60 pour jauger la planète au nom du groupe plus important qui devait suivre.

À la lecture du présent ouvrage, vous découvrirez peut-être que leurs caractéristiques vous correspondent, et vous vous demanderez alors : « Suis-je un enfant indigo, même si j'ai déjà atteint l'âge adulte ? » Si une telle pensée vous venait en cours de lecture, c'est que vous vous identifierez alors à un aspect du scénario indigo qui s'assimile au but de votre existence. Vous, tout comme les enfants indigo, êtes un *artisan de la lumière.*

Pourquoi l'expression « enfant indigo » ?

Cette expression réfère en fait à la couleur bleu indigo, un ton de bleu foncé similaire à celui du lapis-lazuli ou d'un jeans. Cette couleur est celle des *chakras*, ou énergie. Chaque génération semble douée d'une conscience collective ou, si vous voulez, porteuse d'un rôle commun. Il est possible d'associer l'âge adulte de chaque génération à une question spécifique et à un chakra, avec sa couleur correspondante.

Par exemple, ceux qui ont appartenu à la génération postérieure à la dépression économique et à la Seconde Guerre mondiale, dans les années 40 et 50, avaient des problèmes reliés à la *sécurité*. Ces gens se mariaient jeunes et conservaient le même emploi leur vie durant. Que leur mariage ou leur travail soit un gage de bonheur était une question accessoire puisqu'ils accordaient d'abord de l'importance à la sécurité que leur position leur procurait. Ce type de perspective relève du chakra racine, le centre d'énergie situé à la base de la colonne vertébrale.

Chaque chakra tourne à une vitesse différente, en fonction des questions liées à celui-ci. Les chakras ayant trait aux questions matérielles tournent à une vitesse moindre que les chakras rattachés au plan spirituel.

Comme vous le savez peut-être, lorsque la lumière se meut lentement, elle est perçue sous forme de couleurs chaudes, tels le rouge, l'orangé ou le jaune. Plus l'onde lumineuse se déplace rapidement, plus les couleurs sont froides. Le mauve est la couleur dont la vitesse est la plus rapide ; elle est également associée aux fréquences les plus spirituelles.

Parce qu'elle est reliée au chakra racine, la génération des années 50, celle des « enfants du rayon rouge » est ainsi désignée parce que le chakra racine tourne très lentement. Ceci donne l'impression d'être la plus lente de toutes les couleurs rapides : le rouge.

Dans les années 60 et 70, les jeunes gens ne se préoccupaient pas tant de sécurité ; ils s'intéressaient davantage à l'exploration des plaisirs physiques reliés à la drogue, au sexe et au rock-and-roll. Ces expériences correspondent au second chakra, dit du sacrum. Puisqu'il tourne à une vitesse légèrement plus rapide que le chakra racine, sa couleur est l'orangé.

L'on pourrait dès lors appeler la jeunesse des années 60 ou 70 « enfants du second rayon, ou rayon orangé ».

La génération qui suivit, celle des années 80, se soucia de se nantir de propriétés et de pouvoirs personnels. Les femmes se sont mises à porter des costumes d'hommes d'affaires, aux épaules matelassées. Les jeunes se surchargèrent de dettes, achetant des voitures et des résidences pour épater la galerie. Ce comportement relève du troisième chakra, celui du plexus solaire, qui tourne doué d'une teinte jaune.

Le début des années 90 marqua l'avènement d'une révolution spirituelle : de nombreux jeunes fréquentaient alors des églises ou des temples et lisaient des ouvrages sur une spiritualité non affiliée à la religion. Le pape, lors d'une allocution publique, s'excusa des torts passés de l'Église. Les États-Unis connurent également une diminution des crimes violents. Cet intérêt accru pour la spiritualité et ce repentir étaient-ils dus à l'approche du nouveau millénaire, que d'aucuns prophétisèrent comme la « Seconde venue » ?

Peu importe que l'éveil spirituel découle de la crainte ou de l'amour, ses répercussions semblent avoir perduré. Cette recrudescence de l'intérêt pour la spiritualité est un processus centré au cœur et, par conséquent, associé au chakra du cœur, dont les révolutions sont d'un vert émeraude.

La fin des années 90 signala une époque où plusieurs personnes tentèrent d'acquérir une autonomie. Que ce soit par des investissements en Bourse, par le travail à son compte ou en se retirant complètement de cette course effrénée au sommet, l'époque en était une d'individualisme. Les coupures dans les grandes entreprises ont mis fin à la sécurité d'emploi à vie. Ce fut l'ère du « chacun pour soi ». Par ailleurs, plusieurs ont exprimé le désir de mener une existence intègre. Cela impliquait de quitter ce qui, dans leur mode de vie actuel (travail, mariage, etc.), ne paraissait pas sain à leurs yeux. Ils se sont pour la plupart aventurés à monter leur petite entreprise en fonction de leurs intérêts. Ces changements sont associés au chakra de la gorge, lié aux questions de vérité et d'intégrité dans la communication. Ce chakra tournoie avec un bleu azuré.

La révolution spirituelle des années 90 engendra une résurgence de l'intérêt pour les phénomènes supranormaux, intérêt qui accueillit le nouveau millénaire. Pour la première fois, les médias conventionnels accordèrent la première page aux médiums tels que James Van Praagh, John Edward, Sylvia Browne et moi-même. Des films tels que *Le sixième sens* et des émissions télévisées comme *Touched by an Angel* abordaient ouvertement les thèmes des anges, des esprits telluriques et de la vie après la mort. Cet intérêt pour les phénomènes paranormaux est régi par le sixième chakra, ou troisième œil. Ce chakra comporte trois couleurs différentes : le blanc, le violet et surtout *l'indigo.*

Les bébés qui ont pris naissance depuis le milieu des années 70 jusqu'à aujourd'hui sont souvent appelés enfants indigo parce qu'ils sont, littéralement, les enfants du rayon indigo. Extrêmement intuitifs, ils tiennent pour acquis leurs visions et leur savoir parapsychique. Leurs dons spirituels sont affinés à ce point qu'ils sont souvent doués également sur d'autres plans – bien qu'ils voient cela plutôt comme une malédiction.

Par exemple, plusieurs de ces jeunes sont talentueux sur le plan artistique. Ce qui n'est pas surprenant, puisque l'art est une fonction de l'hémisphère droit du cerveau et que ces enfants montrent une prédominance de l'hémisphère cérébral droit. Leurs dons appartiennent au domaine de la création plutôt qu'à l'étude – l'hémisphère gauche – des arts. De ce fait, les enfants indigo échoueront peut-être leurs cours de musique parce qu'ils sont incapables de mémoriser les gammes ; par contre, après l'école, ils pourront composer une musique ravissante sur leurs instruments, grâce à leurs facultés sensorielles internes. De manière analogue, les indigos s'adonneront au griffonnage plutôt que d'écouter le cours, mais penchez-vous sur leur dessin, et vous découvrirez une œuvre d'art aux détails exquis.

La plupart des enfants indigo sont également doués sur le plan affectif. Ils serviront souvent de « psychologues de café » aux autres enfants, en leur prêtant une oreille compatissante et en étant une source de conseils judicieux. Les gens ont tendance à se confier à eux en raison de leur ouverture d'esprit et de leur tolérance. De ce fait, votre indigo pourrait bien ramener à la maison une collection hétéroclite d'amis – en vérité, le groupe de « patients » de votre enfant « psychologue ».

Exagérément sensibles

Ces enfants sont pourvus d'une exquise sensibilité à plusieurs points de vue. Ils auront peut-être été l'objet de railleries du style « Tu es trop sensible », mais leur sensibilité est un don spirituel, une sorte d'outil de dépistage. Rappelez-vous un peu la sensation de sensibilité extrême, de vulnérabilité ou de lucidité ressentie à la suite d'une expérience profonde, par exemple après un massage du corps entier ou après avoir participé à un séminaire sur les facultés extrasensorielles.

N'avez-vous pas remarqué que, par la suite, vous étiez extraordinairement conscient des pensées ou des états d'âme des autres et que vous deviez vous protéger, voire éviter les choses trop intenses comme les foules ou les gens agressifs ? Eh bien, les enfants indigo se sentent ainsi *en tout temps.* Ils sont excessivement réceptifs quant aux pensées et aux sentiments des autres. Par ailleurs, leur sensibilité touche deux domaines principaux :

1. La vérité et l'intégrité. Comme s'ils avaient assimilé les leçons des générations qui les ont précédés, les enfants indigo sont remarquablement sensibles au mensonge ou à tout manque d'intégrité chez l'autre. Ils possèdent dans leurs tripes ce que l'auteur Sam Keen nomme « détecteur de mensonges spirituel ». Vous ne pouvez pas mentir impunément à un tel enfant, car il démasquera la fausseté et réagira, soit par l'agression, soit en s'isolant.

Cette sensibilité tient aux remarquables facultés parapsychiques des enfants indigo et, comme vous l'apprendrez bientôt, elle fait partie de leur mission de vie. Et l'un des objectifs de *notre* vie, en tant que parents et enseignants de ces jeunes, c'est de nous assurer que ce groupe de « petits artisans de la lumière » préserve ses talents spirituels et s'oriente vers la réalisation de son objectif de vie.

2. Les toxines environnementales. Les enfants indigo sont des êtres « naturels dans un monde artificiel ». Plusieurs d'entre eux en sont à leur première incarnation sur la planète Terre, et leur système immunitaire (autant physique qu'affectif) est incapable de traiter les toxines que contiennent la nourriture, l'eau, l'air, les produits de toilette et de nettoyage, la lumière artificielle et les rapports humains. Les scientifiques ont établi qu'il existe un lien significatif entre le TDAH et les toxines environnementales.

Le contenu de ce livre

Il ne s'agit pas ici d'un énième ouvrage traitant de méthodes naturelles pour guérir le TDA. Pour ma part, j'en ai lu des dizaines et je considère qu'ils présentent tous une information pertinente et scientifique. Néanmoins, chaque fois que je consulte un manuel offrant des suggestions pour traiter le TDA, je reste avec la même question : « Si c'est cela la réponse, alors pourquoi l'usage inapproprié du Ritalin augmente-t-il en flèche ? » Après tout, aux États-Unis, l'on prescrit plus de Ritalin que dans tout autre pays au monde, et en New South Wales, en Australie, un garçon sur trente-six en prend désormais. Je constate que plusieurs des livres pour contrer le TDA offrent des centaines de méthodes formidables ayant trait à des modifications diététiques ou à des modèles permettant d'altérer le comportement. Et pourtant, si j'étais la mère d'un jeune indigo hyperactif, je ne saurais pas à quel saint me vouer. Si un médecin me disait : « Madame, vous n'avez qu'à suivre ces 435 conseils, et l'hyperactivité de votre enfant diminuera », je renoncerais avant même d'avoir essayé !

Au cours de mes recherches et de la rédaction de ces pages, mes guides et mes anges m'ont sans cesse rappelé de rester simple. Ils me conseillèrent d'écrire sur les questions fondamentales concernant les indigos, le TDA et le TDAH, et de fournir des solutions simples et pragmatiques.

Lors de mes déplacements autour du monde en vue de discuter avec les enfants indigo et avec leurs parents, l'on ne m'a demandé que des solutions pratiques. Par exemple, il est notoire que le régime alimentaire influe sur l'hyperactivité, et pourtant plusieurs parents m'ont avoué être dans l'impossibilité de modifier l'alimentation de leur enfant. Ils s'enquéraient, frustrés : « Comment puis-je changer la diète de mon enfant s'il est constamment tenté de manger des aliments vides, incité par ses amis, la publicité à la télé et les comptoirs de mets à emporter installés à l'école et à tous les coins de rue ? » Les parents cherchent des réponses qu'ils peuvent appliquer sur-le-champ au style de vie de leur enfant, réponses qui produiront des résultats au quotidien.

Peut-être que, comme vous, je suis quelqu'un de pragmatique, toujours en quête de ce qui marche bien. Je suis la fille d'un pratiquant de la Science chrétienne et j'ai été témoin de guérisons miraculeuses de troubles affectifs ou physiques tout au long de mon enfance. Ma mère appliquait souvent ses méthodes de guérison spirituelle à mon frère et à moi-même, de sorte que j'en ai fait personnellement l'expérience. C'était au cours des années 60, donc avant que les méthodes alternatives de guérison ne deviennent populaires. Je me souviens que chaque fois que je parlais des croyances et des pratiques inusitées de ma famille, j'avais droit aux quolibets de mes camarades.

Au début de la vingtaine, j'ai donné naissance à mes deux fils, Chuck et Grant. Mon plus vieux, Chuck, aujourd'hui âgé de 23 ans, fut un garçon très actif dès l'instant où il s'est mis à bouger dans mon ventre. Il s'est pratiquement mis à courir peu après sa naissance, et il était toujours occupé à examiner et à explorer son environnement. Bien qu'il ait été une véritable petite peste, il se montrait aussi extrêmement serviable. Un jour, j'ai voulu préparer du jus d'orange, mais je n'arrivais pas à assembler notre centrifugeuse, un vieux modèle compliqué. À bout de ressources, j'ai demandé à Chuck – alors tout juste âgé de trois ans – s'il pouvait m'aider. Immédiatement, il se rendit à la machine et l'assembla lui-même !

Jeune enfant, il discutait aussi de sujets ésotériques avec moi. Il me faisait part de ses théories sur Dieu et sur les dimensions de l'univers. Ces discussions surgissaient de nulle part, au beau milieu de situations très ordinaires. Comme je voudrais avoir enregistré ses paroles sages !

Grant, aujourd'hui âgé de 21 ans, a lui aussi des propensions spirituelles marquées et se montre serviable, mais il est plus calme, plus décontracté et plus songeur que Chuck. Tous deux représentent les deux types principaux d'enfants indigo : le guerrier agressif et l'artiste réservé.

Lorsque les garçons étaient encore en bas âge, je suis retournée aux études pour obtenir mon diplôme en psychologie. Le jour, je travaillais comme secrétaire, et sur l'heure du déjeuner ou le soir, je suivais des cours. J'y ai mis le temps, mais au bout du compte, j'ai obtenu un B.A. (baccalauréat ès arts ou licence, NDT), un M.A. (maîtrise ès arts) et un doctorat en psychologie d'orientation.

J'obtins mon premier emploi en counseling dans un hôpital spécialisé dans les dépendances ; je travaillais avec les toxicomanes et les alcooliques. J'ai plus tard poussé ma spécialité pour traiter les gens souffrant de troubles du comportement alimentaire, et j'ai finalement ouvert ma propre clinique. À cette époque, j'écrivais des livres de croissance personnelle basés sur mes expériences cliniques. Je n'avais jamais oublié les enseignements reçus plus tôt sur les arts spirituels de la guérison, et pourtant je craignais d'en parler ouvertement.

Par ailleurs, mes guides et mes anges m'incitaient à parler en public de mes connaissances dans le domaine de la guérison spirituelle. Ils me rappelèrent que ma mission de vie était d'enseigner sur le thème du corps-mental-esprit. Ils me dirent que chacun de nous a une mission dans la vie, mission en vue d'aider les autres, et que si nous ne nous efforçons pas de la réaliser, le bonheur et la santé persisteront à nous fuir.

J'avais encore à l'esprit, toutefois, les blagues et les railleries qui me tourmentaient enfant lorsque je tentais de mentionner les pratiques de guérison spirituelle de ma famille. Je n'allais pas risquer ma réputation professionnelle, mon gagne-pain et un assortiment de meurtrissures à mon amour-propre uniquement pour parler de mes croyances spirituelles ! C'est pourquoi je ne tins pas compte des conseils de mes anges.

Avant d'en venir à la raison, j'ai dû effleurer la mort. J'avais désormais pris l'habitude de ne pas écouter mes anges (qui s'adressent à nous par le biais de notre intuition ou de notre savoir intérieur), à tel point que j'ai failli en mourir ! C'est arrivé le 15 juillet 1995 : je me préparais en vue d'un rendez-vous à Anaheim, en Californie, à une heure de mon domicile situé sur la côte de l'Orange County. L'un de mes anges m'a clairement avertie que si je ne mettais pas le toit sur ma décapotable, on me la volerait. Comme j'en avais l'habitude à cette époque de ma vie, je ne fis pas attention à cet ange. Une heure plus tard, deux hommes armés tentèrent de me voler ma voiture.

Fort heureusement, mon ange était encore à mes côtés. Il me suggéra d'opposer une résistance aux pirates de la route et de hurler à tue-tête. Pour la première fois depuis des décennies, j'ai suivi son conseil et j'ai pu m'en tirer en gardant la vie sauve, de même que ma voiture et mon sac. Après cet incident, en état de choc, j'ai cherché de l'aide du côté de mes antécédents en guérison spirituelle. Les résultats furent miraculeux, et l'anxiété post-traumatique dont je souffrais s'est évanouie.

Cet incident a changé ma vie à jamais, tant sur le plan personnel que professionnel. Je me suis remise à mes recherches spirituelles et j'ai divulgué mes intérêts au grand jour. J'ai mis fin à ma pratique de la psychothérapie traditionnelle et me suis plutôt adonnée à la « thérapie angélique ». Malgré mes antécédents liés au christianisme métaphysique, je me suis mise à utiliser une approche non confessionnelle tant avec des gens de diverses religions que des non-croyants. J'ai découvert que tous ceux avec qui j'ai travaillé notaient que ma thérapie « angélique » produisait des effets remarquables. J'ai donc enseigné cette méthode à d'autres thérapeutes et à des professionnels de la santé, et ils ont aussi fait état de résultats prodigieux, tant sur eux-mêmes que sur leurs clients.

J'ai rencontré des gens qui ont employé la thérapie angélique pour se guérir eux-mêmes, ou leurs clients, d'affections physiques ou psychologiques graves, chroniques, aiguës ou de courte durée. Personnellement, la thérapie angélique m'a guérie de mes envies de sucreries et de chocolat. Dans le présent ouvrage, nous appliquerons la thérapie angélique aux symptômes du TDA et du TDAH, souvent présents chez les enfants indigo. Vous le constaterez par vous-même, la thérapie angélique est merveilleusement efficace pour ces enfants.

Récemment, une femme nommée Josie m'a abordée à l'un de mes stages, les larmes aux yeux et les bras grands ouverts, pour m'étreindre. Elle déclara qu'après avoir lu mes livres sur le travail avec les anges, elle avait été témoin d'une intervention divine sur son fils de treize ans, Chris.

« Avant de me mettre à faire appel aux anges, Chris était incontrôlable, m'expliqua-t-elle. Il ne rentrait pas à l'heure et se droguait. Son rendement scolaire était catastrophique. Un jour, ma tante m'a offert l'un de vos bouquins, et j'ai appris comment m'adresser aux anges de Chris. À l'époque, je ne croyais pas vraiment à ces entités. Je pensais qu'elles appartenaient, comme le père Noël, au domaine de la mythologie. Mais j'étais désespérée, je voulais aider mon fils. J'ai donc tenté le coup.

« En silence, je me suis adressée à l'ange gardien de Chris, même si je n'étais pas certaine de procéder de la bonne manière. Je n'étais même pas convaincue qu'il en avait, car il se comportait comme un diable ! Et pourtant, j'ai vu les résultats presque tout de suite. J'ai continué à leur parler tous les soirs. »

J'ai demandé à Josie comment se portait Chris récemment.

« Fantastique ! » lança-t-elle avec un sourire épanoui. « Il est heureux, ne touche plus aux drogues et il réussit bien à l'école. »

Au fil des années, j'ai découvert que les méthodes de guérison les plus efficaces et pratiques sont de type spirituel. Si vous vous dites que seul un miracle pourra aider votre enfant, vous avez raison !

Si vous, lecteur ou lectrice, êtes un enfant indigo, j'en suis ravie ! De toute évidence, vous prenez soin de vous-même et respectez votre mission de vie. Je vais vous enseigner ici les méthodes employées avec mes clients et avec les membres du public pour *les* aider à découvrir leur mission. Une fois que vous saurez quelle est la vôtre et que vous commencerez à y travailler, ce sentiment de vide, cette souffrance intérieure se dissiperont presque entièrement. Je vous enseignerai également quelques méthodes de guérison spirituelle capables de vous aider à vous dégager de l'énergie négative que vous pourriez absorber des autres. Ces pratiques vous permettront de vous sentir plus dynamique, d'acquérir une sérénité plus grande, de mieux dormir et vous concentrer.

Les enfants indigo sont venus pour amorcer un Nouvel Âge de paix. Il est de notre devoir spirituel de faire tout en notre pouvoir pour les y aider !

Chapitre 1

Suis-je un enfant indigo ?
Mon enfant est-il un enfant indigo ?

Un enfant indigo possède habituellement les caractéristiques suivantes :

1. A une volonté de fer.
2. Est né en 1978 ou après.
3. Est opiniâtre.
4. Est créatif et présente un don inné pour la musique, la fabrication de bijoux, la poésie, etc.
5. A tendance aux dépendances.
6. Est une « vieille âme ». Il peut avoir 13 ans mais avoir plutôt l'air de quelqu'un qui en a 43.
7. Est intuitif ou doué de pouvoirs paranormaux. A eu des visions d'anges ou de gens décédés.
8. Est individualiste et réagit avec agressivité ou par une introversion fragile.
9. Est indépendant et fier, même s'il passe son temps à vous demander de l'argent.
10. Est animé d'un désir impérieux d'apporter au monde une aide de grande envergure.
11. Oscille entre une piètre estime de soi et des sentiments de grandeur.

12. Est facilement la proie de l'ennui.
13. A probablement reçu un diagnostic de TDA ou de TDAH.
14. A tendance à l'insomnie, à un sommeil agité, aux cauchemars ou aux difficultés d'endormissement.
15. Présente des antécédents de dépression, voire de pensées suicidaires.
16. Recherche des amitiés réelles, profondes et durables.
17. S'attache facilement aux plantes ou aux animaux.

Quand je présente ces caractéristiques des enfants indigo pendant mes stages, les parents et les enfants saisissent rapidement de quoi il est question ; ils comprennent tout de suite qu'eux-mêmes ou leurs enfants sont des indigos. Mais les gens m'interrogent tout de même pour déterminer avec certitude s'ils en sont. La réponse est que les indigos sont aussi différents les uns des autres qu'il y a de tons de bleu. Nous avons *besoin* de cette diversité parmi les indigos, parce qu'ils devront assumer divers rôles en ce Nouvel Âge de paix. Certains seront dirigeants, d'autres chercheurs, guérisseurs, supporteurs ou enseignants.

En revanche, si vos enfants possèdent au moins quatorze des caractéristiques ci-dessus, alors ils sont sans l'ombre d'un doute des indigos. S'ils en possèdent entre onze et treize, ce sont probablement des indigos « en devenir », ou alors leurs traits de « petits artisans de lumière » ne sont qu'au stade de développement. Ce type peut aussi s'appliquer à ces enfants indigo que l'on a artificiellement dissociés de leurs dons spirituels, soit en faisant appel à l'autorité, soit en recourant au Ritalin.

Si vous êtes un adulte et que vous vous identifiez aux caractéristiques ci-dessus, il est possible que vous soyez l'un des précurseurs des enfants indigo. Quelques indigos sont venus sur terre, bien avant 1978, pour recueillir des renseignements et instaurer les bases pour la venue de la race des enfants indigo. Il est plus probable, cependant, que si vous

vous sentez en affinité avec le concept de l'enfant indigo, vous soyez plutôt ce que nous appelons un « artisan de lumière ». Mon livre, *The Lightworker's Way* (Hay House, 1997), vous permettra de découvrir quelques indices sur votre voie personnelle.

Au cours des quelques chapitres qui suivront, nous aborderons la raison pour laquelle les enfants indigo présentent ces caractéristiques uniques, le rôle qu'elles jouent et la manière dont les adultes peuvent aider les indigos au quotidien.

Chapitre 2

Le trouble déficitaire de l'attention (TDA), le trouble déficitaire de l'attention avec hyperactivité (TDAH), et le Ritalin

Affubler les enfants indigo de l'étiquette de trouble déficitaire de l'attention ou de trouble déficitaire de l'attention avec hyperactivité conforte le sentiment que ceux-ci éprouvent d'être différents. Mais plutôt que de se sentir heureux du fait d'être uniques en raison de leur mission dans la vie et de leurs dons spirituels, ces enfants sont honteux de leurs différences.

Le nombre estimé d'enfants américains sous médication psychotrope pour traiter leur TDAH, leur dépression et d'autres affections psychologiques se chiffre à six millions. Comme je l'ai mentionné plus tôt, un garçon sur trente-six en New South Wales, Australie, prend du Ritalin, le médicament le plus prescrit chez les jeunes. Il existe d'autres drogues fréquemment ordonnées, tels la Dexedrine, le Cylert, le Tofranil, le Norpramin, le Prozac et le Paxil (des antidépresseurs, NDT).

Pour les enfants indigo, le fait d'être sous traitement médicamenteux présente un dilemme à double tranchant. D'une part, ce traitement leur offre la possibilité de finalement se conformer à un groupe d'enfants et de plaire à leurs parents et à leurs enseignants. Le médicament leur procure peut-être également une certaine euphorie qui leur permet d'échapper à cette souffrance d'être différents ou de ne pas ressentir ce vide intérieur qui découle du fait qu'ils ne se consacrent pas à leur mission. Le coût d'une telle procédure est toutefois élevé : leurs dons spirituels sont désormais bridés par une camisole de force chimique.

Les enfants indigo qui prennent du Ritalin, ou toute autre substance psychotrope, se verront bientôt coupés de leur intuition, de leurs facultés extrasensorielles et de leur tempérament de guerrier. Ils ont pourtant été envoyés sur terre pourvus de ces trois aptitudes spirituelles et dans l'intention précise de purifier notre planète, tant sur le plan environnemental que social. Si nous transformons ces petits en des individus conformistes et léthargiques en usant de médicaments, ils oublient leur mission de vie. Ceci produira une génération de plus aux prises avec une société et, notamment, un environnement encore plus malades et empoisonnés.

Bien sûr, le Ritalin agit en harnachant le comportement de l'enfant temporairement, mais ce dernier doit par la suite continuer le traitement pour en prolonger les effets. Il existe nombre de solutions possibles pour les troubles du comportement passagers que présentent les jeunes qu'on étiquette de TDA ou de TDAH. Ces solutions sont naturelles et, pour la plupart, ne coûtent rien ou presque rien. Elles aideront vos enfants à mieux dormir, à mieux se concentrer et à mieux s'entendre avec les autres. Et plus important encore, ces méthodes naturelles étayeront, sans entraver, leur mission et leurs dons spirituels.

Dans cet ouvrage, j'ai tenté pour le mieux de vous fournir des solutions de base, d'application simple et pratique. Je sais bien que si je vous faisais une liste de suggestions détaillées du type « faites ceci, faites cela », vous ne sauriez plus où donner de la tête. Après tout, les études démontrent que le TDA et le TDAH sont de nature héréditaire. Il est probable que les parents d'enfants qui ont reçu un diagnostic de TDA ou TDAH présentent des comportements caractéristiques de ces troubles, tels le manque d'organisation, l'hyperactivité ou l'impulsivité.

Nous en concluons dès lors que la plupart des enfants indigo sont éduqués par des indigos qui sont des artisans de la lumière et qui partagent avec leurs enfants quelques-unes des caractéristiques qui leur sont propres, dont le fait d'être « distraits » et « désorganisés » sur le plan terrestre dense. C'est pourquoi des suggestions compliquées relevant d'approches naturelles du TDA ou TDAH seraient susceptibles de dérouter facilement de tels parents. Cela étant, même en n'appliquant que la moitié des suggestions contenues dans ce livre, vous et votre enfant indigo obtiendrez effectivement des résultats positifs.

Et comme si ça ne suffisait pas…

Il est possible que les enfants indigo perdent de vue leurs aptitudes spirituelles et leur objectif. En outre, ceux qui font usage de médicaments prescrits présentent aussi un risque élevé de faire également usage de drogues illégales. Peut-être est-ce pour soulager les symptômes de l'anxiété ou de la dépression. Ou encore, peut-être enseignons-nous à nos enfants à dire oui aux drogues, lorsque nous les envoyons à l'infirmerie pour recevoir leur dose quotidienne de Ritalin.

Le Ritalin est vendu dans la rue et dans les écoles comme drogue euphorisante. Il n'y a là rien de surprenant, puisqu'il provoque un sentiment d'exaltation similaire à celui que produisent la cocaïne et les amphétamines. Selon le International Narcotics Control Board (Organe international de contrôle des stupéfiants), le Ritalin peut également être à l'origine de comportements violents. Quelques spécialistes estiment que les fusillades à l'école Colombine (au Colorado) et dans d'autres institutions ont été provoquées par le Ritalin et d'autres drogues psychotropes que prenaient les enfants responsables de la tuerie.

Mary Ann Block, l'auteure de *No more Ritalin*, dit ceci :

> Je crois que les enfants ont le désir d'apprendre et que la plupart en sont capables. La majorité des jeunes que je reçois à mon bureau sont intelligents, mais ils éprouvent des difficultés d'apprentissage. Il est de notre responsabilité d'aider chacun d'eux à apprendre du mieux qu'il le peut sans avoir à recourir aux stimulants ou à d'autres types de médicaments.
>
> Si un enfant est incapable de se mettre au piano et de savoir de façon innée comment en jouer, nous n'en concluons pas qu'il a des troubles d'apprentissage et ne le mettons pas sous traitement pour autant. Nous lui enseignons plutôt comment jouer, nous lui donnons des leçons de piano, nous lui accordons du temps pour s'y exercer et quelques années pour devenir un artiste consommé. Pourtant, si ce même enfant ne peut apprendre sur-le-champ comment lire ou écrire, ou faire des mathématiques, nous disons de lui qu'il a des troubles d'apprentissage.

Bonnie Cramond, Ph.D., un chercheur qui a étudié les similitudes entre les comportements créatifs et ceux liés au TDAH, écrit :

> Michael Kearney, le plus jeune diplômé universitaire au monde, a reçu, en très bas âge, un diagnostic de TDAH, et on lui a prescrit du Ritalin. Cependant, ses parents ont refusé le traitement et ont plutôt choisi d'alimenter de connaissances le génie de Michael.
>
> L'enfant a commencé l'école à l'âge de trois ans, est entré au secondaire à six ans et a obtenu son diplôme de l'université de l'Alabama Sud à l'âge de dix ans. Son père, Kevin Kearney, s'est opposé à l'idée que l'inattention de son fils ait été causée par un déficit d'attention :

« les enfants comme Michael bénéficient en réalité d'un surplus d'attention. Il est tellement plus rapide que nous. En deux secondes, il a compris ce que vous vous apprêtez à lui expliquer. Il a déjà examiné quelques réponses et regarde tout autour, attendant que vous acheviez votre phrase. Il peut donc avoir l'air de ne pas prêter attention, et cela irrite les professeurs. »

Les enfants indigo s'élèvent contre la drogue

Ce livre présente les propos des spécialistes et des anges sur les enfants indigo, ainsi que sur leurs symptômes de TDAH. En outre, il rapporte ce que les enfants indigo eux-mêmes en pensent et ce qu'ils ressentent. J'ai passé en revue des ouvrages traitant de cures naturelles pour soigner le TDAH et n'y ai jamais trouvé de témoignages d'enfants. Les « experts » seuls se sont prononcés sur la manière dont se sentent ces enfants.

J'ai donc demandé à une enfant indigo, ma belle-fille Nicole, de mener des interviews avec ces enfants. Je savais que ceux-ci s'ouvriraient plus facilement à une autre jeune personne qu'à un adulte. J'avais vu juste. Vous lirez les transcriptions de ces entrevues dans le présent ouvrage et vous constaterez qu'ils lui ont dévoilé leurs sentiments les plus intimes.

Par exemple, voici ce qu'affirment nombre d'enfants indigo sur le Ritalin et d'autres médicaments psychotropes :

Alec : Les gens devraient apprendre à régler leurs problèmes sans recourir aux médicaments, ou alors ils les verront resurgir sous une autre forme. Lorsqu'ils cessent de prendre ce médicament, ils ne savent pas comment traiter le problème qui n'a été que réprimé. Je connais un enfant qui a pris du Ritalin en bas âge, et aujourd'hui, il est héroïnomane.

Les gens souffrant du TDA peuvent avoir de bonnes idées ; seulement, peut-être qu'ils se trouvent dans un environnement qui ne leur convient pas. Ou encore, ils doivent s'adonner à la méditation pour arriver à développer leur capacité de concentration. La plupart des victimes du TDA sont capables de se mettre en mode multitâche. On croit généralement qu'il faut s'attacher à une seule activité à la fois, mais certaines personnes sont capables de travailler simultanément à plusieurs projets et de les mener à bien.

Hunter : J'ai connu des gens qui ont pris du Ritalin. Ça les a effectivement calmés, mais ça les a aussi conduits à prendre d'autres drogues plus fortes. Je considère que si chaque enfant avait quelqu'un pour lui dire qu'il va bien et que ce qu'il fait est tout à fait normal et naturel, alors il surmonterait le problème à sa manière. Ce serait beaucoup plus facile que de dépendre d'une substance chimique pour régler le problème.

Dawn : Je trouve que l'usage du Ritalin est absurde. Les adultes tentent de mettre leurs enfants dans une catégorie pour se sécuriser. J'ai souvent vu ça. De cette manière, ils peuvent blâmer un coupable. « Ah bon, ils ont le TDA, c'est pour ça qu'ils sont ainsi. » On trouve une excuse. Parfois, le Ritalin est prescrit à tort, et il a nui à beaucoup d'enfants. Souvent, le trouble déficitaire de l'attention est dû à un manque d'attention de la part des parents.

J'ai vu comment le Ritalin peut provoquer la dépression chez les enfants et les rendre méconnaissables. Plusieurs patients qui prenaient du Ritalin se sont suicidés. Je ne crois pas que ce soit quelque chose de positif du tout. J'ai entendu certaines personnes affirmer que ce médicament avait vraiment aidé leur enfant et que celui-ci se porte aujourd'hui beaucoup mieux. Mais comment est-ce possible, lorsque l'enfant consomme un médicament qui le fait devenir comme les parents veulent qu'il soit ? C'est tout à fait malsain.

Je pense que les parents donnent du Ritalin à leur enfant parce qu'ils ne savent pas comment régler son problème et qu'ils ne veulent pas investir leur énergie pour trouver la solution. Ils optent donc pour la voie de la facilité. Je trouve que notre monde est vraiment conditionné à penser que les médicaments sont la réponse à tout.

Elizabeth : J'avais un ami qui, avant qu'il ne commence à prendre du Ritalin, débordait de vie et d'énergie. Il était très vivant. Une fois habitué au Ritalin, il est devenu léthargique. Il n'avait pas de sautes d'humeur, mais il était de mauvais poil. Il était devenu terne ; ses émotions étaient fades. Si on lui parlait, il n'était pas vraiment présent. Sans le Ritalin, il se montrait très intéressé à tout. Je pense qu'il était bien plus lui-même, plus heureux et plus beau sans ce médicament.

Adam : En troisième année, j'ai connu un enfant qui souffrait du TDA ou du TDAH, et on lui donnait du Ritalin. Il n'avait pas vraiment de sautes d'humeur quand il en prenait. Il se contentait d'écouter et ne disait pas un mot. Je considère qu'il ne faudrait pas prescrire ce médicament, parce qu'il te fait planer et que tu ne veux plus rien faire. Les drogues sont des solutions à court terme pour des problèmes à long terme.

David : Je n'ai jamais pris de Ritalin, mais j'ai consommé du Zoloft et du Paxil (antidépresseurs). J'ai cessé de prendre du Zoloft parce que ça me faisait trop dormir et que je ratais des cours à l'école. Et puis, j'ai arrêté le Paxil parce qu'il me donnait des sueurs la nuit. Ce produit est diabolique. Le Paxil est censé vous rendre moins timide, pour ainsi être capable de sortir et faire partie de la société en étant moins craintif et sujet aux attaques d'angoisse. Il a réussi à éliminer mes problèmes mentaux, mais il a suscité d'autres problèmes qui m'ont rendu encore plus angoissé.

Je crois que la seule raison pour laquelle les parents donnent du Ritalin à leurs enfants, c'est qu'ils ne veulent pas s'en occuper. Comme pour un cheval incontrôlable, si on veut qu'il obéisse bien, alors il faut l'entraîner, s'en occuper, investir toute son énergie en lui, et alors il vous le rendra bien. Si vous vous contentez de lui donner des calmants, quand il se réveillera, il sera encore plus incontrôlable. Je connais tant d'enfants qui deviennent dépendants d'autres drogues une fois qu'ils ont commencé avec le Ritalin. Si un parent donne du Ritalin à son enfant, il ne fait que prendre la voie de la facilité. C'est impardonnable. Si un jeune est hyperactif, alors il faut lui trouver quelque chose à faire, de l'art ou autre chose, ça devrait le calmer.

Chris : Je pense que dans notre société « médicamentée », nous avons des médicaments pour la calvitie ou pour l'impotence, mais rien pour des maladies graves telles que la malaria. Nous nous attardons trop aux aspects superficiels. C'est pareil avec la médecine naturelle. Si vous avez une maladie, alors vous prenez une pilule naturelle – mais une pilule tout de même. Je ne crois pas que ça va régler le problème ; ça le masque tout simplement. Comme un bonbon qui donne bonne haleine. C'est là un grand problème pour notre société. Plutôt que de guérir la cause, on ne fait que la déguiser.

Ryan : Je hais le Ritalin. Ce médicament m'a incité à consommer des amphétamines. Jusqu'alors, je prenais du Prozac et d'autres médicaments de ce type, mais ça ne donnait rien du tout. Je n'avais aucune énergie, et en y pensant bien, peut-être que j'étais ainsi parce qu'on me donnait tous ces médicaments dont je n'avais pas besoin.

Lorsqu'on m'a prescrit du Prozac, j'étais allé consulter ce nouveau docteur que je rencontrais pour la première fois. Je lui ai parlé pendant une demi-heure, et c'est ce qu'il m'a donné. À l'époque, j'ai trouvé ça plutôt cool. C'était assez populaire alors, et je venais de rédiger un travail là-dessus. J'avais lu comment le Prozac pouvait rendre complètement différentes certaines personnes qui ne s'aimaient pas. Je trouvais que c'était absolument cool, parce que je n'allais pas me reconnaître. Mais j'en ai pris et je me suis senti bien plus mal. On m'affirmait : « Tu as ce problème (la dépression), mais ne t'en fais pas ; tu es toujours le même. »

Affirmer que j'étais le même, tout en sachant que j'avais ce problème, ça m'a donné un prétexte pour déconner. J'ai donc déconné, et ils m'ont donné du Ritalin. J'ai passé le test pour le TDA, et il s'est révélé négatif. Mais je leur paraissais un peu distrait. Je ne suis pas hyperactif, seulement distrait, alors ils m'en ont donné. Et le premier jour que j'en ai pris, je me suis dit : « Wow, ce truc, ça rend dingue ! »

À cette époque, je suivais des cours par correspondance, et j'ai fait l'équivalent d'une semaine de devoirs en une seule journée. Mes parents étaient enchantés. Et puis, l'effet s'estompe, et tu as l'impression de mourir, comme si tu allais te tuer. J'ai donc commencé à en consommer beaucoup trop, mais ça déglingue complètement la chimie de ton corps. J'ai lu que l'animal moyen meurt après 800 millions de battements de cœur. Je pensais : « Ce truc fait battre mon cœur trois fois plus vite, ça ne peut pas être bon pour moi. » Puisqu'il accélérait mon rythme cardiaque, c'était comme de l'amphétamine.

Après environ un mois de Ritalin, j'étais complètement léthargique, et ce médicament ne m'aidait plus à faire mes devoirs. Je n'étais qu'un zombie, ni plus ni moins. Plus personne ne me reconnaissait. J'ai arrêté de parler à certains amis à l'école. Je ne pouvais même plus supporter d'être moi-même. Une fois que j'ai cessé de prendre du Ritalin, je me suis mis aux amphétamines parce que j'aimais bien la sensation. Ça me révolte qu'on m'ait donné du Ritalin ! Pour quoi faire ?

J'avais quinze ans, et vous savez quoi ? Tous les ados ont des problèmes à cet âge. Je pense que le Ritalin est un médicament épouvantable. On en donne aux gamins comme des antibiotiques contre le rhume. Et aujourd'hui, je vois qu'il est prescrit à des enfants de six ou sept ans, ou même plus jeunes.

Je pense que les adultes donnent du Ritalin aux jeunes parce que c'est plus facile que de s'occuper d'eux et de faire face au problème. Je pense qu'une majorité de parents ne savent rien du Ritalin et de ses effets. Comme c'est une drogue qui produit une certaine euphorie, on développe une dépendance. Une fois que votre corps est dépendant d'une substance, c'est une porte toute grande ouverte à la toxicomanie. Et une fois cette porte ouverte, il est difficile de s'en sortir. En fait, c'est impossible, la dépendance sera toujours là.

Gabrielle Zale, une thérapeute par l'art et la musique qui a réussi à aider des enfants souffrant de symptômes de TDAH grâce à des projets créatifs, dit : « J'ai vu ces enfants assommés par de fortes doses de médicaments, tout juste l'opposé de ce dont ils ont besoin. Je les ai aussi vus supplier qu'on ne les drogue pas, mais le système l'a fait quand même. »

Le présent ouvrage n'est pas forcément anti-Ritalin. Toutefois, il propose des solutions naturelles, saines qui améliorent la vie et sont peu dispendieuses. Des techniques qui permettront de vous aider, vous et votre enfant, à recouvrer un sentiment d'unité familiale et la tranquillité d'esprit. Je prie pour que vous le lisiez jusqu'au bout, que vous le partagiez avec votre enfant indigo et que vous essayiez quelques-unes des méthodes décrites.

Chapitre 3

La mission des enfants indigo

Chaque personne est nantie d'une mission de vie. C'est à celle-ci que vous avez consenti avant de vous incarner. Elle comporte deux volets : l'un personnel, l'autre global. Votre mission personnelle consiste en l'épanouissement au cours de cette vie d'une caractéristique particulière, telle la patience ou la compassion. Quant à votre rôle global, il consiste à découvrir, à développer et à employer vos talents naturels et vos intérêts pour aider cette planète et ses habitants.

La mission de certains ne touche que quelques personnes, alors que d'autres sont spirituellement sous contrat pour prêter main-forte à des milliers de gens. À l'instar d'un orchestre symphonique cependant, chaque musicien est d'une égale importance. Le piccolo et le premier violon sont tous deux indispensables pour l'orchestration.

D'une même manière, Dieu et le monde attendent de vous que vous n'oubliiez pas votre mission de vie et que vous vous y consacriez. En votre for intérieur, vous savez probablement que vous êtes ici pour rendre le monde meilleur. Si vous sentez que ce n'est pas ce que vous faites, une voix intérieure se met alors à vous talonner. Cette instigation peut prendre la forme d'une anxiété diffuse ou d'un sentiment impérieux. Si vous ne tenez pas compte de ce harcèlement intérieur, vous ressentirez peut-être un vide ou une sorte d'abattement. Et si vous croyez que d'autres entravent vos inspirations, peut-être les blâmerez-vous, vous sentirez-vous en colère ou dépossédé. Si vous vous sentez incapable d'apporter votre appui au monde, vous anéantirez votre estime de soi.

Chacun possède une mission de vie globale ainsi qu'un objectif personnel. La mission globale surplombe, tel un parasol, l'œuvre à laquelle vous êtes tous engagés. Votre mission personnelle est la forme spécifique que votre mission de vie prendra.

Les enfants indigo partagent une mission de vie similaire : participer à l'amorce du Nouvel Âge de paix. Voilà comment l'exprime Hunter Zinkle, un enfant indigo âgé de vingt et un ans : « Je sais bien que mon rôle est d'adoucir quelque peu l'existence humaine. Je fais de mon mieux pour que la vie de quiconque entre en contact avec moi paraisse un peu plus facile, un peu moins complexe. J'ai l'impression de faire éclore la fleur de vie pour plusieurs de mes amis et de servir de guide dans la vie pour d'autres. »

Hunter est un enfant indigo heureux et bien adapté parce qu'il connaît sa mission et qu'il s'efforce activement de la réaliser. Il sait qu'il n'est pas nécessaire d'attendre d'être payé pour commencer à travailler à sa mission.

Dans le chapitre qui suit, j'examinerai les principes spirituels et scientifiques qui sous-tendent la mission de vie. Par la suite, nous prendrons des mesures pour que vos indigos découvrent plus spécifiquement ce qu'est leur mission personnelle.

Amenez vos enfants à comprendre ce qu'est leur mission, et ils pourront dès lors combler ce vide qui émane du fait de sentir qu'ils n'ont pas d'importance. La plupart des indigos ont reçu quantité de messages voulant qu'ils soient « bizarres », qu'ils « ne cadrent pas », qu'ils soient

« désorganisés », « vilains », « paresseux », qu'ils « ne fassent aucun effort » ou soient « tarés ». Lorsqu'ils atteignent l'adolescence, leur estime de soi est déjà bien minée. Et pourtant, en dépit de ce type de maltraitance que leur ont fait subir les instituteurs, les parents et/ou leurs camarades de classe, ces jeunes sont toujours désireux de secourir les autres. Ils ont besoin, en général, de conseils sur la manière de gérer leur altruisme.

Les sources de la mission des enfants indigo

La mission des enfants indigo dans le monde d'aujourd'hui tire ses origines des temps jadis. Elle a pris naissance dans une contrée que l'on appelait la Lémurie, située dans le sud de l'océan Pacifique. L'archipel d'Hawaï est ce qui reste de la Lémurie, un paradis tropical exubérant. Les Lémuriens se nourrissaient de fruits tropicaux qui poussaient à l'état sauvage sur les îles ; ils n'avaient donc nul besoin de se soucier de leur subsistance. Peut-être parce que ces gens n'avaient pas à rivaliser pour leur survie, ils étaient paisibles et aimants, et communiquaient par télépathie.

Les Lémuriens perçurent, intuitivement, que leur continent sombrait. En douceur et sans heurts, ils se mirent à marcher vers l'ouest, vers ces régions qui forment aujourd'hui la côte ouest de l'Amérique du Nord. D'autres se réfugièrent sur de hauts plateaux, en cette région qu'occupent aujourd'hui les îles d'Hawaï. Parce qu'ils avaient écouté leur voix intérieure, les Lémuriens échappèrent à l'anéantissement massif que provoquèrent les bouleversements terrestres.

Ce peuple autochtone poursuivit son existence paisible dans les régions connues aujourd'hui comme le Canada, les États-Unis et le Mexique. Lorsque les colons arrivèrent d'Europe, ils enseignèrent aux descendants des Lémuriens des aptitudes qui leur étaient étrangères et artificielles. En outre, ils leur apprirent à dépendre du langage parlé et écrit plutôt que de la communication non verbale, à consommer des aliments industriels, à faire de l'élevage et l'abattage d'animaux sans compassion et à fonder leur spiritualité sur des influences extérieures telles qu'un Dieu séparé, des dogmes religieux ou des textes anciens. Les Lémuriens, en adoptant ces pratiques qui ne leur étaient pas naturelles, perdirent un grand nombre de leurs facultés spirituelles.

Les fondations du monde devinrent plus factices. La science devait bientôt mettre en doute la spiritualité et les dons qui lui étaient alors associés. « Tout ce que l'on ne peut toucher, voir ou mesurer n'existe pas ! » proclamait-elle. La spiritualité prit enfin l'allure d'un commerce mécanique ayant pour visage une religion organisée. Parmi ces religions, certaines se sont dissociées de leurs fondements spirituels originels pour se tourner vers le contrôle des masses. L'une des plus importantes religions organisées alla même jusqu'à exécuter ceux qui déviaient des préceptes de l'Église.

La peur de la mort ou de l'ostracisme en incita plusieurs à se plier à l'autorité religieuse. Ceux-ci renoncèrent ainsi à leur capacité de parler à Dieu pour s'appuyer plutôt sur les figures haut placées de leur église ou de leur temple considérés comme les canaux des messages divins. Les dirigeants religieux déclarèrent que Dieu était irascible et vengeur et que les gens devaient suivre ses lois, sans quoi ils subiraient son châtiment. Du coup, ils obéirent.

De temps à autre cependant, des renaissances religieuses se produisirent. Vers la fin du XXe siècle, beaucoup s'ouvrirent à des concepts spirituels et/ou religieux. À l'origine de ce type de comportement, il y avait la crainte que l'an 2000 ne soit le moment de faire les comptes sur le plan spirituel ou « la seconde venue » prophétisée. Plusieurs participants à mes ateliers à l'époque me dirent : « Je ne suis pas convaincu que l'an 2000 connaîtra l'apocalypse, mais je mets tout de même de l'ordre dans ma vie spirituelle, *juste au cas où.* »

À cette époque, heureusement, plusieurs scientifiques s'intéressèrent à la spiritualité et à des sujets corollaires. Des études sur les effets de la prière sur la guérison affluèrent en provenance des grandes universités, tendant à établir une corrélation positive entre les deux principes.

Des physiciens dans le domaine de la physique quantique se penchèrent également sur le rôle de la conscience humaine et ses effets sur la matière. Par exemple, ces scientifiques découvrirent que tout ce qu'une personne pense lorsqu'elle observe des électrons au microscope électronique influe sur leur mouvement.

D'autres chercheurs se mirent aussi à examiner les facultés paranormales propres aux êtres humains. La plupart des gens ont une histoire à raconter sur un phénomène paranormal qui leur est arrivé, mais qu'ils ne peuvent s'expliquer. C'est ainsi qu'un chercheur nommé Daryl Bem décida un jour que toutes les expériences menées jusque-là sur la télépathie étaient incorrectes. En l'occurrence, les scientifiques d'autrefois cherchaient à démontrer l'existence des facultés extrasensorielles, mais Bem soutenait que leurs convictions falsifiaient leurs résultats. Détenteur d'un doctorat en génie de l'université Cornell à New York, ce chercheur mit en place l'étude sur la télépathie la plus étroitement contrôlée jusqu'alors dans le seul but de réfuter cette notion de facultés paranormales.

Entre 1983 et 1989, Bem choisit donc au hasard 240 étudiants de Cornell, qu'il plaça ensuite dans deux pièces insonorisées et séparées. Il demanda à un groupe parmi eux de regarder des images pêle-mêle, puis de les projeter mentalement vers les étudiants se trouvant dans l'autre pièce. On pria ces derniers de décrire les images qu'ils percevaient, peu importe ce qu'elles étaient, et les chercheurs comparèrent ces représentations mentales avec les images émises par l'autre groupe. Daryl Bem était convaincu que cette étude démontrerait qu'il n'existe aucune corrélation entre les images projetées et celles qui étaient reçues mentalement.

Il fut étonné de constater que les résultats montraient une corrélation statistiquement significative entre les images émises et celles reçues ! Ce scientifique reprit donc l'expérience d'un bout à l'autre, cette fois avec des groupes d'étudiants différents. Mais de nouveau, les résultats établirent que les images mentales « reçues » par les étudiants correspondaient à celles qui étaient transmises depuis l'autre côté du campus. Bem mena l'expérience à onze reprises au total avant de concéder que des preuves probantes étayaient l'existence de la télépathie.

D'autres scientifiques d'avant-garde permirent que la télépathie et d'autres dons spirituels soient admis comme « comportements humains normaux », entre autres le Dr Dean Radin, autrefois de l'université du Nevada à Las Vegas. Radin mena en ce sens nombre d'études révélant le fil invisible qui nous relie tous et nous permet de communiquer par télépathie avec autrui.

L'une des recherches les plus fascinantes qu'ait menée Radin impliquait deux hommes qui ne se connaissaient pas. L'un d'eux (le sujet A) était rattaché à un appareil mesurant la pression artérielle. L'autre (sujet B) se trouvait dans une pièce séparée, hors de portée de la voix. On demandait à B d'avoir une pensée bienveillante au sujet de A. À ce moment précis, la pression artérielle de A chutait. Puis, B devait produire une pensée haineuse contre A. Immédiatement, la pression artérielle de A s'élevait, malgré le fait qu'il ignorait complètement les motifs de l'expérience. Son esprit conscient n'avait pas connaissance des pensées aimantes ou malveillantes que B dirigeait vers lui, mais son corps savait. Au Japon, on a reproduit la même expérience et obtenu des résultats identiques (en mesurant le rythme cardiaque au lieu de la pression artérielle).

La télépathie pourrait ainsi être une forme de communication non verbale basée sur les oreilles internes du corps. De toute évidence, notre corps est sensible aux ondes des pensées, même si le plus souvent notre esprit conscient les annule.

Les enfants indigo télépathes

Presque tous les parents, les professeurs et les professionnels de la santé que j'ai interviewés s'entendent à dire que les jeunes d'aujourd'hui sont singulièrement doués sur le plan parapsychique. Les enfants indigo avec qui j'ai échangé font état de visions d'anges, de perceptions de l'aura, de fées et de proches qui sont décédés. Ils sentent instantanément le degré d'intégrité d'un inconnu et savent si on leur ment. Ces enfants accordent également foi à leurs impressions intuitives, plutôt que de les mettre en doute.

Par exemple, si je demande aux enfants indigo comment ils savent que les anges existent réellement, ils rigolent et répondent : « Parce que je le sais ! Je peux les voir ! » Je leur demande encore : « Que souhaitez-vous dire aux adultes qui n'y croient pas ? » Comme s'ils répondaient à un signal, les indigos répondent invariablement : « Ils *devraient* y croire, parce qu'ils existent et peuvent améliorer grandement leur vie ! » (J'examinerai en détail ce don spirituel des enfants indigo un peu plus loin dans ce livre.)

Un chercheur de l'université de l'Ohio, William MacDonald, a découvert que, comparativement à des groupes d'adultes, les enfants présentent le nombre le plus élevé d'expériences paranormales *vérifiables.* Et pourquoi donc ? En premier lieu, les enfants subissent beaucoup moins de stress et ont moins de soucis. Par ailleurs, mes expériences m'ont également démontré que leur refus de s'interroger sur la réalité de leurs impressions métapsychiques constitue l'un des facteurs clés sous-tendant les facultés parapsychologiques des enfants indigo. La plupart des adultes se court-circuitent sur le plan intuitif en s'inquiétant : « Est-ce le fruit de mon imagination ? Est-ce bien réel ? » En revanche, les enfants indigo se fient à leur intuition sans remettre en question sa validité et agissent en conséquence.

Les enfants indigo et le Nouvel Âge de paix

Depuis que je suis toute petite, les anges m'ont donné des visions de l'avenir. L'information que j'ai reçue sur les enfants indigo provient, pour l'essentiel, du monde occulte et s'assimile à mes entrevues avec les indigos et leurs parents, leurs professeurs et leurs médecins. Par ailleurs, j'ai déniché des études scientifiques qui étayent nombre des messages spirituels que j'ai reçus.

J'en fais mention parce que je suis consciente que vous cherchez peut-être des solutions pratiques aux troubles du comportement de vos enfants indigo. Voici les renseignements que j'ai obtenus sur les indigos et au sujet de notre avenir à moyen terme :

Les anges affirment que les physiciens spécialistes de physique quantique découvrent que nous, les humains, nous fondons beaucoup trop sur nos horloges et nos calendriers. En nous focalisant sur le temps, nous nous enfermons dans une troisième dimension dense. Nous, êtres humains, possédons le don d'ubiquité, la capacité de manifester instantanément, voire de léviter. Les enfants indigo et plusieurs adultes spirituellement conscients connaissent cette vérité en leur for intérieur. Il s'agit donc de moins se focaliser sur le temps.

Au cours des dernières années, plusieurs adultes, ainsi que des enfants, prédisposés spirituellement ont eu envie de retirer leur montre. À mesure qu'un nombre croissant d'entre nous feront de même, nous verrons des aptitudes « miraculeuses » réapparaître chez les êtres humains.

D'ailleurs, plusieurs enfants indigo font état d'une capacité à plier ou à altérer le temps. Par exemple, mon fils indigo Chuck fait appel aux distorsions temporelles chaque fois qu'il est en retard à un rendez-vous. Il affirme que tout ce qu'il faut faire, c'est de songer à sa destination et à l'heure à laquelle on veut arriver. Il recommande ceci : « En route vers votre destination, ne regardez pas l'heure ni aucun point de repère, sinon cela vous ralentira en vous enfermant dans le temps et l'espace. Ne pensez plus au temps du tout ; engagez-vous dans une conversation passionnante ou écoutez de la musique. Ne vous précipitez pas et ne « tricotez » pas au milieu de la circulation. C'est inutile. Soyez simplement certain que vous *allez* être à l'heure, et d'une manière ou d'une autre vous altérerez le temps et atteindrez promptement votre destination. »

Dans un futur proche, la télépathie sera la forme de communication courante entre les gens. Les enfants indigo, notamment les tout-petits, s'y livrent déjà. Les anges ont précisé que le courrier électronique est le précurseur d'une société télépathique, parce qu'il nous a donné l'envie de la communication instantanée. Ne remarquez-vous pas votre impatience lorsqu'un message prend cinq secondes de plus pour passer ? Les anges assurent que cette impatience émane du fait d'aspirer à une communication d'esprit à esprit, la télépathie. Lorsque nous constaterons que même la messagerie électronique est trop lente, nous opterons naturellement pour une voie plus rapide : la télépathie.

Pour affiner ses dons de télépathie, il faut se fier davantage à ses sensations viscérales et à l'intuition. Les enfants indigo sont là pour nous indiquer la voie à suivre, car ils sont déjà très sûrs d'eux en ce qui concerne leur intuition. Ils ne trahiront pas leurs sentiments profonds et vrais à moins d'y être contraints par leurs parents ou leurs enseignants, ou à moins que leur intuition ne soit noyée par le Ritalin ou d'autres médicaments.

Lorsqu'une majorité d'entre nous consentiront à devenir télépathes, notre société sera bouleversée. Et pourquoi ? Parce que nul ne peut mentir à une personne douée de télépathie. Imaginez les institutions et les systèmes sociaux qui seront transformés lorsque les mensonges seront instantanément décelables. Ces systèmes se verront contraints de changer leur orientation et d'instaurer une base fondée sur l'intégrité et l'honnêteté – ou ils s'effondreront et seront remplacés.

Au cours des années 60, plusieurs des premiers indigos (qu'on a souvent désignés de « hippies ») ont reçu comme mission d'insuffler l'intégrité à notre gouvernement et à d'autres systèmes. Mais ils sombrèrent dans l'abus de drogues, se découragèrent à cause de la guerre au Vietnam et du Watergate, puis se fondirent finalement dans le courant dominant.

Les enfants indigo sont plus focalisés et plus féroces que la génération hippie, et ils ne se laisseront pas distraire – à moins bien sûr que l'on n'anesthésie leur mission de vie ! Ils *savent* que le système éducatif archaïque a besoin de révisions majeures. Que le gouvernement et le système judiciaire sont corrompus. Ils *connaissent* le traitement injuste que l'on fait subir aux soins de santé, la maltraitance à l'endroit des animaux et de l'environnement. Les indigos sont venus pour faire table rase de ces systèmes, afin de pouvoir recommencer à neuf. Et ils savent qu'il n'y a pas de temps à perdre.

En ce Nouvel Âge de paix, la collaboration mutuelle et l'honnêteté envers tous seront de mise. En ce Nouvel Âge de paix, la Terre deviendra chaude, tropicale et humide. Nous mènerons une vie beaucoup plus près de la nature, nous n'aurons plus envie d'aliments ou de boissons industriels. Nos appétences se tourneront plutôt vers les fruits frais et les légumes, qui abonderont dans le climat tropical de la Terre.

Le climat chaud permettra de ne plus se soucier du vêtement et du gîte. Collectivement, nous laisserons tomber les emplois insignifiants qui produisent des objets sans valeur. Ainsi, un nombre plus grand de gens travailleront à la maison, ou du moins tout près. Notre travail sera davantage lié à nos passions et à nos intérêts innés.

Le smog, les pesticides et les additifs alimentaires seront bientôt chose du passé. Tout comme le stress et les soucis. Tout ce dont nous aurons besoin, nous l'obtiendrons par le pouvoir de la visualisation. En menant cette existence plus naturelle, notre corps restera en vie forcément plus longtemps et sera en meilleure santé.

Dans quelques-uns de mes ateliers, j'aide des membres du public à se souvenir de ce que stipule leur contrat quant au moment de leur mort en cette existence. Avant de s'incarner, chacun de nous choisit deux ou trois âges (par exemple, 83 ou 89 ans dans mon cas), et à ces âges, nos fonctions physiologiques cesseront et notre âme retournera au paradis. Je découvre constamment que les enfants indigo ont choisi de vivre jusqu'à un âge avancé dans cette vie. Un grand nombre d'entre eux vivront plusieurs centaines d'années. Parce que, en ce Nouvel Âge de paix, notre corps ne se détériorera pas à cause du stress et des toxines, comme c'est le cas aujourd'hui.

Ainsi, quand les indigos refusent d'obéir et d'être de bons garçons et de bonnes filles, c'est parce qu'ils écoutent leur voix intérieure. Ils sont venus ici pour amorcer la Nouvelle Énergie de paix, tout en subissant les derniers relents de l'énergie de la peur. Ils sont nés au cours des dernières années de l'âge de la peur afin d'avoir atteint l'âge adulte lorsque le changement aura lieu, vers 2011. En tant qu'adultes, nous devons apprécier ces enfants pour leurs dons et les aider à canaliser leurs talents vers des voies constructives, et non serviles.

La mission et le sentiment de sens

Deux éléments sont d'une importance particulière pour les enfants indigo : le sens et l'objectif. Ils se rebellent (en étant agressifs ou distraits) parce qu'ils ont besoin de comprendre le but de ce qu'ils entreprennent. Si vous expliquez le *pourquoi* à un tel enfant, il sera plus enclin à collaborer. Mais si vous lui lancez : « Parce que je l'ai dit, voilà pourquoi », alors vous vous buterez à l'opposition.

Un jour, à l'école, mes camarades de classe et moi-même interrogeâmes notre professeur de mathématiques : « Pourquoi faut-il faire des tables de multiplication ? » Elle répondit : « Quand vous aurez atteint l'âge adulte, vous comprendrez. » Nous avons acquiescé, obéissants, et avons terminé notre devoir.

Nous avons été capables d'accepter cette réponse parce que notre génération, et les précédentes, faisaient appel à un processus que l'on appelait la dissociation. Faire des multiplications nous causait un désagrément que nous pouvions sentir au fond de nous-mêmes. Cependant, tous ces efforts prenaient un sens si nous comprenions la raison pour laquelle nous les faisions. Lorsque le professeur esquivait notre demande d'explication, nous nous dissociions de nos sentiments profonds en rationalisant : « Bon, le professeur est une figure d'autorité, et elle sait ce qu'elle fait. »

Mais nos enfants indigo post-Watergate sont plus futés et ne se fient pas automatiquement à l'intégrité ou au savoir des gens tout simplement parce qu'ils occupent une position d'autorité. Ils n'accordent leur confiance qu'au cas par cas, et non d'après le statut social ou la carrière. Il faut tout simplement gagner la confiance d'un indigo.

De ce point de vue, les indigos sont beaucoup plus sains que nous, car ils écoutent et se fient à leurs sentiments viscéraux au sujet des gens. À combien de reprises avez-vous ignoré la voix intérieure qui vous avertissait : « Ne t'associe pas avec cette personne ! » pour ensuite le regretter amèrement ? Les enfants indigo ne se trahissent pas ainsi. Dans chaque situation, notamment celles qui demandent un effort ou un combat, ils exigent de savoir pourquoi ils doivent faire une chose. Ils veulent en connaître le motif et la rétribution.

Selon les anges, nous ne devrions jamais nous forcer à faire quoi que ce soit. Si nous ne souhaitons pas accomplir une chose, nous devons plutôt méditer pendant un moment. Grâce à ce procédé, nous pouvons soit générer un état d'esprit bienveillant quant à la tâche à accomplir (préparer le dîner avec amour ou prendre conscience que de payer nos comptes permet aux gens d'avoir du travail, par exemple), soit décider de refuser cette tâche sérieusement.

Les enfants indigo agissent ainsi tout naturellement en ne s'imposant pas d'aller contre leur fibre profonde. Seriez-vous plus heureux au travail à l'heure actuelle si vous aviez suivi ce que votre cœur vous dictait au sujet de votre choix de carrière ? Et n'est-ce pas là ce que vous souhaitez pour vos enfants ?

Laura Galliger, mère d'un enfant indigo prénommé Zachary, m'a déclaré : « La seule manière qui me permette d'aider mon fils à comprendre pourquoi il doit faire certaines choses, comme les devoirs, c'est de lui dire : "*Eh bien, c'est ainsi que font les gens sur terre*." Ce qui semble tout à fait logique pour lui, car il répond alors : "*Ah bon, d'accord*", et se met à ses devoirs. C'est comme si j'étais son gardien sur cette planète et que je l'aidais à apprendre les coutumes propres à la Terre. Mon enfant ne fait pas une chose simplement parce que je le lui demande. Il y consentira s'il comprend qu'il s'agit d'une pratique traditionnelle sur terre. »

Lors du Nouvel Âge de paix, les êtres humains ne se comporteront pas d'une manière à ce point contre nature. Puisque chacun poursuivra sa mission, ils ne ressentiront pas un tel vide, une telle colère, cette angoisse ou cette déprime. C'est pourquoi disparaîtront bon nombre de métiers dont le rôle consiste à soulager ces sentiments de vide, de colère, d'angoisse et de dépression qui affligent la race humaine. Nous ne ressentirons plus le besoin impérieux de consommer des nourritures ou des boissons malsaines, d'acheter des bidules inutiles, ni de faire usage d'appareils pour mesurer le temps ou communiquer les uns avec les autres. Les entreprises, organisations et bureaucraties fondées sur la malhonnêteté devront désormais opérer en toute intégrité – ou disparaître.

L'ensemble du marché du travail sera donc considérablement différent après que les indigos auront atteint l'âge adulte. Ils le savent, en leur for intérieur, et ne veulent pas se former en vue d'emplois dans des industries insignifiantes qui tendent à disparaître.

Ceux qui manifestent instantanément

Les personnes et les êtres qui vivent dans les dimensions supérieures savent comment manifester spontanément pour combler leurs besoins. Ils focalisent leur désir et leur vision sur leur objectif, puis l'attirent ou le créent. Ils ont appris à discipliner leur esprit de façon à ne penser qu'à ce qu'ils désirent vraiment. Ils savent que le fait de s'inquiéter donne des résultats négatifs. De ce fait, ils ne s'autorisent pas à devenir la proie de l'appréhension.

Les enfants indigo se souviennent instinctivement de la capacité de leur âme à manifester et ne comprennent pas cette préoccupation terrestre au sujet d'une formation pour un emploi, à moins qu'il ne s'agisse d'un travail rattaché à leur mission de vie. Ainsi, si vous leur parlez de la « sécurité d'emploi », ils vous regarderont comme si vous veniez d'une autre planète, convaincus que la seule sécurité véritable provient de *la Source*.

Dans les chapitres portant sur l'intuition, nous examinerons des méthodes permettant à ces enfants d'affûter leurs aptitudes pour la manifestation. Les adultes peuvent apprendre beaucoup des indigos au sujet de cette méthode plus naturelle de combler leurs besoins matériels et spirituels en faisant appel à leur pouvoir de création accordé par Dieu.

Se souvenir de sa mission de vie

Intérieurement, nous savons tous ce qu'est notre mission de vie. Nous avons cocréé cette mission aux côtés de Dieu, de nos anges et de nos guides avant de nous incarner. Au moment de sa conception, nous vivions pleinement dans notre Soi supérieur. Le problème est que lorsque nous nous incarnons sur terre, nous opérons à partir de notre ego plutôt qu'à partir de notre Soi supérieur. Il existe donc une quantité d'informations à laquelle nous n'avons pas consciemment accès, mais que connaît notre Soi supérieur.

Le fait de vous souvenir de votre mission comble ce vide qui découle du sentiment que vous ne comptez pas. Quand on se sent vide à l'intérieur, on se tourne vers l'extérieur afin d'y trouver quelque chose qui comblera ce vide. Et pourtant, ni les objets ni les personnes à l'extérieur n'étancheront jamais cette vacuité intérieure. Seule notre mission de vie peut y arriver.

Les enfants indigo fleurissent grâce à leur apport d'aide à autrui. Cela donne un sens à leur existence, leur procure le sentiment d'avoir un rôle à jouer et étoffe leur estime de soi. En tant qu'adulte, vous pouvez renforcer le tempérament altruiste des indigos en leur exprimant une gratitude sincère quand ils font quelque chose pour vous. Une femme prénommée Kristi rapporte cette merveilleuse illustration de la manière dont ses enfants indigo – Tyler, sept ans et Sami, quatre ans – donnent un sens à leur vie en aidant les autres :

> Mon mari, Rick, se remet d'une maladie grave, et il pleure souvent. L'autre soir, il était particulièrement

triste. Il m'a avoué se sentir complètement déconnecté du point de vue spirituel. Par ailleurs, Tyler achevait un devoir en arts et l'offrit à son père. On y lisait : « Le père qui avait foi en Dieu. Un jour, un père vit Dieu. Dieu donna un tel bonheur à ce père qu'il se sentit très bien et sourit. Il remercia Dieu. »

Au-dessus des mots, Tyler avait dessiné Dieu et son père.

Rick et moi-même étions sans voix. Tyler était sans aucun doute le messager de Dieu à cet instant précis. Par la suite, Rick se sentit plus paisible, plus calme.

Sami aussi sert souvent de messager de Dieu. Si quelqu'un est triste, blessé ou malade, elle lui offre immédiatement l'un de ses animaux en peluche préférés ou une poupée pour qu'il se sente mieux. C'est une grande bénédiction que d'être la mère de ces deux âmes si merveilleusement sensibles.

Vous souvenir de votre mission personnelle

Au sens ultime, chacun de nous est venu sur terre afin de se rappeler son identité véritable et pour être l'expression de l'amour divin. Par ailleurs, à l'intérieur de cet objectif global, nous possédons tous une mission personnelle dans le cadre de laquelle nous avons généralement choisi une caractéristique ou un trait sur lequel travailler au cours de cette vie.

Si vous découvrez votre mission personnelle et si vous y travaillez, vous apaiserez ce sentiment de « tourner à vide » ou de stagnation. À sa place s'installera le sentiment de vous épanouir, d'avoir trouvé un sens, et vous aurez l'impression d'avancer, de progresser. Ces sentiments positifs vous combleront et dissiperont l'angoisse qui conduit souvent au diagnostic de TDA, de TDAH, de dépression, de dépendance, d'agressivité ou d'anxiété.

Voici quelques méthodes susceptibles de vous aider, vous et vos enfants, à vous souvenir de votre mission personnelle :

1. Repérer les schémas

Sur le plan de l'amitié, à l'école ou au travail, dans quels types de situations vous, ou vos enfants, vous retrouvez-vous le plus souvent ? Ces schémas donnent des indications, parce que nos leçons personnelles se répètent jusqu'à ce que nous les ayons assimilées.

Par exemple, ceux qui doivent acquérir de l'assurance pourraient avoir tendance à se lier d'amitié avec des gens dominateurs. Toutefois, si ces personnes adoptent une position ferme et cohérente, et refusent d'essuyer un mauvais traitement, ces tyrans disparaîtront de leur vie ou les traiteront avec un plus grand respect. De cette réussite découlera une attitude nouvelle et affirmée qui s'imposera dans tous les aspects de leur existence. Elles cesseront d'attirer à elles des despotes et prendront la responsabilité d'enseigner aux autres comment elles veulent être traitées. La leçon leur permettra donc d'aller plus loin dans tous les domaines.

De la même manière, les gens qui doivent apprendre à se concentrer pourront faire surgir des obstacles contrariants et des détours déconcertants sur leur route. Une élève du secondaire, par exemple, veut obtenir une place dans l'équipe sportive, mais des projets autres la détournent sans cesse de son but chaque fois qu'elle tente d'aller se mettre en forme et de s'adonner à son sport. Ces empêchements ne sont pourtant pas des malédictions ; il s'agit d'occasions d'apprendre à déceler les bénédictions en tout.

Une fois que l'on identifie les leçons et que l'on en assume la responsabilité du fait qu'elles se répètent sans fin, alors le schéma n'est plus nécessaire. Après quoi, l'on découvre que la vie est beaucoup plus simple.

2. Consulter les anges

Même si les êtres humains oublient le but de leur existence, les anges, pour leur part, n'oublient jamais. Ils nous aiguillonnent sans relâche, par le biais de l'intuition ou de signes, vers la réalisation de notre mission. Nous pouvons donc nous adresser à eux pour arriver à nous souvenir de la nature de cette mission. La méthode la plus simple est celle de l'écriture automatique. Si vos enfants ont l'âge d'écrire, demandez-leur de rédiger une lettre à l'intention de leurs anges gardiens dans laquelle ils poseront la question suivante : « Quelle est ma mission personnelle ? » Puis, incitez-les à exprimer toutes les impressions qui s'élèvent en eux, qu'elles soient de nature émotionnelle, visuelle, auditive ou mentale. Ces sensations seront considérées comme la réponse de leurs anges.

Si vos enfants ne savent pas encore écrire, vous pouvez procéder de la même manière, mais verbalement. Poussez-les à s'adresser à leurs anges gardiens, puis demandez-leur de vous décrire ce qu'ils sentent, ce qu'ils voient, entendent ou pensent immédiatement après avoir posé la question « Quelle est ma mission personnelle ? ».

Ou encore, vous-même et vos enfants pouvez vous consacrer à la thérapie par l'art, qui consiste à représenter en images les réponses reçues de la part des anges quant à leur mission de vie. Ainsi, vos enfants peuvent découper dans de vieux magazines des images, des mots ou des phrases qui décrivent comment ils se perçoivent. Partant, vous pouvez déceler des schémas qui dévoileront la mission de vie personnelle de vos enfants. (Naturellement, vous-même pouvez aussi faire appel à cette méthode.)

3. Étudier son signe astrologique

Avant notre naissance, nous avons tous collaboré avec nos guides et nos anges à l'instauration d'une mission de vie globale et personnelle. Une fois ces objectifs fixés, nous avons choisi une date de naissance concordant avec notre mission. Vous et votre enfant en apprendrez davantage sur votre mission de vie personnelle par l'étude de votre signe astrologique solaire. Chaque signe solaire possède un côté « ombre » qui reflète ses aspects négatifs. Une partie de votre mission, sinon sa totalité, vise à surmonter ces ombres ou à apprendre d'elles.

Voici quelques leçons concernant la mission personnelle de chacun d'après son signe solaire :

Bélier	Vaincre les tendances impulsives ; apprendre à planifier.
Taureau	Surmonter le matérialisme ; transformer les tendances à l'entêtement en de la persévérance.
Gémeaux	Épanouir l'aspect spirituel en soi ; renoncer à la tendance de l'ego à douter de soi.
Cancer	Triompher de son pessimisme ; apprendre à penser à ce que l'on désire plutôt qu'à ce que l'on craint.
Lion	L'emporter sur l'orgueil et sur l'idée que les autres vous critiquent.
Vierge	Apprendre à déléguer, à demander de l'aide, à accepter les cadeaux de bonne grâce et à laisser Dieu répondre à ses prières.
Balance	Voir comment prendre des décisions, et s'y tenir.
Scorpion	Affronter les tendances à la dissimulation en ayant davantage confiance aux autres.

Sagittaire	Apprendre à concrétiser ses rêves et à terminer les projets que l'on a entamés.
Capricorne	Devenir plus léger de cœur ; substituer la sincérité au sérieux.
Verseau	Trouver comment garder les deux pieds sur terre tout en œuvrant à sa mission globale.
Poissons	S'assurer de la manière de manifester l'abondance et triompher de la tendance à se livrer à d'inutiles sacrifices de soi.

Se souvenir de sa mission globale

La plupart d'entre nous possèdent plus d'un objectif global. Par exemple, l'un de ces objectifs consiste probablement à porter et à éduquer vos enfants ; un autre pourrait bien être lié à un travail bénévole que vous effectuez déjà ; un autre encore pourrait avoir trait à la profession que vous exercez comme gagne-pain.

Voici quelques techniques pour vous rappeler ce que sont vos missions :

1. Commencer par une prière

Le ciel vous aidera à vous souvenir de ces missions de vie. Mais avant qu'il ait la permission de vous aider, il vous faut d'abord, selon la loi du libre arbitre, demander l'autorisation à Dieu, aux anges, aux maîtres ascensionnés et/ou à vos guides – à ceux que vous invoquez pour obtenir de l'aide spirituelle, selon vos croyances spirituelles ou religieuses. Voici deux prières utiles :

Prière pour vous rappeler votre mission de vie

Dieu et les anges, je vous invoque.
Il semble que j'ai oublié ce pour quoi je suis venu sur terre.
Je sais que je suis ici pour contribuer à votre vaste plan d'amour.
Veuillez me donner des indications claires que je percevrai et comprendrai facilement
Afin que je sache quelles mesures prendre dès aujourd'hui pour m'approcher du souvenir et de la réalisation de ma mission de vie.
Merci, et amen

Prière pour faire naître le courage de suivre votre mission de vie

Archange Michaël, veuillez venir à moi maintenant.
Je vous prie de pénétrer en mon esprit et en mon cœur et d'y dissiper toute crainte qui m'empêche d'effectuer les changements qui s'imposent dans ma vie.
Je vous en prie, aidez-moi à me sentir financièrement à l'aise.
Je vous en prie, aidez-moi à ne plus craindre d'effectuer des changements.
Je vous en prie, aidez-moi à avancer hardiment, nanti d'une foi inébranlable en Dieu.
Je vous en prie, aidez-moi à savoir que Dieu me soutient avec l'énergie qui soutient les planètes dans le firmament.
J'offre maintenant toutes mes craintes, tous mes soucis à Dieu.
Aidez-moi maintenant à croire et à ouvrir mon cœur à l'amour pour que je puisse offrir cet amour à Dieu en retour, et à tous ses enfants.
Amen

2. Trouver une cause qui attise en soi la passion

Lorsque vous lisez les journaux, regardez la télé ou écoutez les conversations, surveillez vos réactions corporelles. Quelles informations télévisées vous indignent tout particulièrement ? Certaines vous font-elles pleurer ? L'une ou l'autre de ces questions vous préoccupe-t-elle ?

Ces réactions signalent que cette cause ou cette situation appartient à votre mission de vie. Une fois que vous avez trouvé une cause, il est essentiel de prendre des mesures pour vous y engager. Adressez une lettre au rédacteur en chef de votre journal local, joignez-vous à une association de votre région ou fondez-en une. Par exemple, quelque chose réagit en moi chaque fois que j'entends parler des mauvais traitements infligés aux animaux que l'on élève pour les marchés de l'alimentation ou pour leur cuir. À l'école secondaire, j'ai donné forme à cette passion en mettant sur pied une association visant à recueillir des fonds en vue d'aider les mustangs sauvages, et j'ai donné quelques conférences au Club Sierra. En tant qu'adulte, mon penchant pour les animaux me pousse à faire du bénévolat pour les associations qui défendent leurs droits et à contribuer financièrement à ces causes.

3. Faire du bénévolat

Aider les autres permet de donner un sens à votre vie, ce qui vous amènera à découvrir une signification encore plus profonde. Voilà qui peut permettre à l'enfant indigo de chercher, et de trouver, sa mission de vie. Si vous êtes le parent d'un tel enfant, peut-être souhaiterez-vous guider ses premiers pas dans le bénévolat. Par exemple, donnez-lui un coup de main pour passer des coups de téléphone et accompagnez-le lors de sa première journée de bénévolat.

Lorsque mes fils indigo, Chuck et Grant, étaient plus jeunes, nous faisions ensemble du bénévolat pendant la période de Noël. Par exemple, nous obtenions des noms d'enfants de familles qui se trouvaient dans l'embarras financièrement, ainsi que la liste de leurs souhaits de Noël. Puis, j'accompagnais mes fils pour l'achat de présents pour eux. Ensemble, nous les emballions, puis les leur apportions. Je ne saurais dire qui de nous tous était le plus heureux, qui retirait le plus de satisfaction de ces gestes – mes fils, moi-même ou les bénéficiaires des cadeaux ! Aujourd'hui, je regarde, pleine de fierté, mes fils aider généreusement et de leur propre gré, des inconnus.

Le travail bénévole offre de nombreuses possibilités : œuvrer dans une maison de convalescence, y lire un livre à des patients, ou écrire une lettre pour eux ; donner un coup de main dans un hôpital de la région ; aller dans une animalerie pour caresser les bêtes ou leur apporter un réconfort par télépathie ; ramasser les rebuts qui jonchent la rue ; laisser discrètement un panier de victuailles ou un bon d'épicerie sur le seuil de porte d'une famille dans l'indigence ; faire don de vêtements ou de meubles à un foyer pour femmes battues ; offrir de s'occuper des enfants ou d'un chien gratuitement ; porter un repas à quelqu'un qui est incapable de se déplacer. La plupart des journaux et des sites Internet des grandes villes donnent des listes d'organismes en quête de bénévoles.

4. Observer ses réactions face aux autres

Parfois, la jalousie qu'on éprouve à l'égard d'autres personnes provient du fait que notre objectif de vie est similaire au leur. Il est possible de découvrir votre mission en surveillant attentivement le dénominateur commun entre ces gens que vous enviez et vous-même.

Par exemple, l'une de mes clientes, Brenda, était jalouse de ceux qui travaillaient dans les domaines artistiques ou de la création. Le fait devint apparent un jour, en thérapie, quand enfin elle admit se sentir envieuse du fait que j'étais une auteure ayant été publiée.

« J'aimerais tant gagner ma vie en écrivant ou en accomplissant un travail de création ! » déclara-t-elle.

« Et qu'est-ce qui vous fait penser que vous en êtes incapable ? » lui ai-je demandé. « Après tout, vous êtes encore toute jeune. Et de toute évidence, vous possédez des talents créatifs. » Je lui ai fait remarquer sa façon artistique de se vêtir et ses ongles colorés qui portaient chacun le dessin d'une fleur.

« Mais je ne pourrais jamais gagner ma vie ainsi », rétorqua Brenda, pragmatique.

« Et pourquoi pas ? » J'évitai de briser le silence qui suivit ma question. Comme elle ne semblait pas arriver à une réponse valable, je lui ai demandé de me citer d'autres personnes dont la carrière lui faisait envie.

« Eh bien, j'envie tout particulièrement les reporters-photographes », répondit-elle après quelques instants de réflexion. Je lui demandai pourquoi, et elle m'avoua qu'elle rêvait en secret de travailler pour le *National Geographic.* Elle se voyait en reportage partout dans le monde afin de se documenter sur différentes cultures pour ce magazine.

J'ai aidé ma cliente à recadrer sa jalousie et son envie pour les transformer en admiration et en inspiration. Plutôt que d'être contrariée par ceux qui détenaient ces emplois qu'elle rêvait d'obtenir, Brenda a appris à se servir de ces gens comme idéal à atteindre. Par la suite, elle s'inscrivit à des cours d'anthropologie et de photographie à l'université locale.

J'ai apprécié le fait qu'elle se sente incitée à poursuivre sa passion, et non pas découragée. Peut-être ne travaillera-t-elle jamais pour le *National Geographic*, mais elle a du moins appris à s'accorder un pouvoir en perfectionnant ses talents naturels. D'une certaine façon, je sais que ses dons artistiques apporteront beaucoup à autrui. Car il s'agit de sa mission de vie globale.

5. Évoquer ses rêves d'enfant

Quelle était et quelle est votre réponse à la question : « Que souhaitez-vous faire quand vous serez grand ? » Voilà qui vous donnera une bonne idée de votre mission de vie. Enfant, ma réponse était invariablement : « Je deviendrai une bonne fée ou un vétérinaire. » J'étais consciente de ma mission, soit d'être une guérisseuse spirituelle ou une enseignante (la bonne fée), soit de prendre la défense des droits des animaux (le vétérinaire).

6. Sonder son aura

Le champ électromagnétique qui enceint notre corps contient des renseignements sur notre mission de vie. Ses couleurs sont dites « auras ». Plusieurs enfants indigo sont capables de voir les auras, et bon nombre de librairies ésotériques ou de salons des arts paranormaux possèdent des caméras Kirlian permettant de photographier notre aura et de percevoir l'énergie de nos guides et de nos anges. Notre mission de vie prend la forme de couleurs vives qui entourent complètement notre corps, semblables à une coquille d'œuf. Si notre aura comporte une multitude de coloris, la couleur reflétant notre mission de vie, elle, demeure la même tout au long de notre existence. Par ailleurs, cette teinte nous entoure complètement ; il ne s'agit pas d'une simple tache de couleur. Vous pouvez donc soit demander à un indigo de lire votre aura, soit en faire prendre une photographie avec une caméra Kirlian (que l'on nomme également « caméra pour l'aura »).

Voici les couleurs qui révèlent votre mission de vie, ainsi que les quatre catégories principales de mission de vie des enfants indigo :

Vert clair – Guérisseur. Votre mission de vie consiste à apporter de l'aide aux gens ou aux animaux sur le plan corporel. Cela peut se faire grâce aux moyens conventionnels (médecine, sciences infirmières ou soins vétérinaires) ou par voie alternative (acupuncture, herboristerie, guérison par les cristaux, etc.).

Turquoise, ou bleu de mer – Enseignant/guérisseur. Votre mission de vie vise à enseigner aux gens, enseignement qui exerce en même temps un effet guérisseur sur eux ou sur les autres. Par exemple, vous pouvez apprendre les méthodes de guérison à d'autres guérisseurs ou indiquer aux gens comment s'autoguérir. Vous pouvez écrire des livres sur la guérison, ou donner des séminaires sur les méthodes de guérison.

Azur – Messager. Cette personne apporte son secours au monde grâce à ses dons de communicateur. Son travail peut prendre la forme d'une œuvre créative qui répand la joie dans le monde, par exemple la musique, l'art, la photographie, la cuisine, la danse, la décoration, la conception graphique ou les arts de la scène. Plusieurs messagers se retrouvent également dans le domaine des médias, à la télévision, à la radio, dans les journaux et les magazines, ou aux bulletins d'informations. Ils font également de merveilleux conseillers (notamment s'ils sont doués pour l'art de la conversation), d'excellents chercheurs et enseignants.

Irisé – Artisan de l'énergie. Des rubans de couleurs différentes, semblables à l'arc-en-ciel, ceignent le corps de certaines personnes. Ou alors, ces bandes de couleur irradient de la paume de leurs mains ouvertes. La mission de vie de ces gens touche les arts de la guérison énergétique. Ils trouveront bonheur et succès en exerçant les métiers de physiothérapeute, de chiropraticien, de massothérapeute, de maître de reiki ou de guérisseur pranique.

Vous pouvez également déterminer à quelle catégorie vous appartenez en répondant par oui ou par non aux questions suivantes :

1. Les inconnus ont-ils tendance à se confier à moi et à me raconter leurs problèmes ?
2. Les gens me disent-ils : « Vous me semblez si familier, comme si je vous connaissais depuis toujours » ?
3. Suis-je souvent appelé à enseigner aux autres comment améliorer leur vie ?
4. Les conseils que je donne sont souvent si sages que je me demande d'où me viennent ces idées – une expérience de type « Qui a dit cela ? ».
5. Mes amis font-ils constamment appel à moi pour obtenir des encouragements, du réconfort et des conseils ?
6. Est-ce que j'adore lire des bouquins ou des articles ?
7. Est-ce que je m'exerce parfois à chanter ou à parler devant la glace ?
8. Ai-je un don artistique inné ?
9. Ai-je une propension à créer et à fabriquer des objets ?
10. Est-ce que j'entame sans cesse de nouveaux projets sans jamais les achever ?
11. Lorsque je pose mes mains sur les épaules, le dos ou l'abdomen d'une personne, fait-elle observer à quel point ce geste lui fait du bien ?
12. Mes amis ou mes proches me demandent-ils continuellement de les masser ?
13. Est-ce que j'aime à recevoir des massages et à me masser souvent les mains, les pieds ou la tête ?
14. Est-ce que je savais, intuitivement, comment émettre une énergie bienfaisante aux gens ou aux animaux, énergie qui semblait avoir des effets bénéfiques ?

15. Les montres que je porte au poignet ont-elles tendance à cesser de fonctionner, ou encore, les appareils électriques (lampes, téléviseurs, postes de radio, magnétophones, chaînes stéréo, etc.) ont-ils un comportement bizarre ou se brisent-ils en ma présence ?
16. À mes yeux, est-ce que je pourrais être, ou aurais été, un excellent médecin ?
17. Est-ce que j'ai la faculté naturelle de savoir ce que veulent les bébés quand ils pleurent, ou ce dont ont besoin les animaux quand ils sont malades ?
18. Les nouvelles méthodes de guérison me paraissent-elles passionnantes à étudier ?
19. Ai-je souffert de maladies dans l'enfance ?
20. Ai-je le sentiment, ou la vocation, de pouvoir aider les gens ou les animaux à être en meilleure santé et à vivre plus longtemps ?

Interprétation des réponses : Encerclez ou soulignez les *oui* et repérez la catégorie comportant le plus de réponses positives. Lisez aussi les descriptions de chacune des missions de vie dans la section Sonder son aura à la page 59 :

Questions 1 à 5 : Si la plupart de vos réponses positives sont dans ce groupe de questions, vous êtes un enseignant/guérisseur.

Questions 6 à 10 : Si la plupart de vos réponses positives sont dans ce groupe de questions, vous êtes un messager.

Questions 11 à 15 : Si la plupart de vos réponses positives sont dans ce groupe de questions, vous êtes un artisan de l'énergie.

Questions 16 à 20 : Si la plupart de vos réponses positives sont dans ce groupe de questions, vous êtes un guérisseur.

L'importance de connaître votre mission de vie

Il y a de cela plusieurs années, j'exerçais la psychothérapie traditionnelle avec un certain succès. Je supervisais plusieurs services spécialisés dans les troubles du comportement alimentaire et ayant une liste d'attente de gens qui souhaitaient être suivis pour hyperphagie, anorexie et boulimie. Je travaillais également dans les domaines de la toxicomanie, de l'alcoolisme et se rapportant à la famille et aux rapports sociaux. Sur le plan professionnel, ma réussite était telle que l'on me proposait des contrats de publication pour mes livres et mes articles traitant des problèmes de poids, des relations humaines et du divorce.

De toute évidence, je réussissais très bien. Après tout, je gagnais beaucoup d'argent, et autant les résultats obtenus avec mes clients que les réactions de mes lecteurs attestaient des effets positifs de mon travail. On me voyait souvent à la télévision et je participais à des émissions radiophoniques comme invitée spécialiste sur plusieurs thèmes ayant trait à la psychologie. Que pouvais-je demander de mieux ?

Eh bien, lors de moments de répit, mes anges venaient à moi pour discuter de cette situation. Ils me chuchotaient : « Tu sais, ce n'est pas là la mission que tu as endossée comme contrat. Après tout, regarde ces deux indications qui signalent que tu n'es pas sur la voie de ta mission : tu gagnes de l'argent, mais tu n'*as* pas d'argent et tu ne retires aucune satisfaction de ton travail. »

Et c'était vrai. En dépit du fait que je gagnais bien ma vie, je ne possédais rien qui puisse en témoigner. Je passais mon temps à dépenser mon argent bien au-delà de mes moyens afin de compenser cette absence de sens. Par ailleurs, la vue de mon nom sur les couvertures de revues ou des livres que j'avais publiés ne me causait plus le moindre émoi. Le fait que je ne poursuivais pas ma mission véritable ternissait ma joie.

En tant que psychothérapeute, j'avais découvert que toute affection psychologique découle du fait de ne pas œuvrer à notre mission. La dépression, l'anxiété, les troubles dissociatifs, les dépendances et les compulsions, l'hyperactivité, les troubles de l'apprentissage et une piètre estime de soi sont tous le résultat de cette absence de direction. De ce point de vue, les enfants ne diffèrent en rien des adultes. Au contraire, les indigos visent des standards encore plus élevés que la plupart des adultes, car ils insistent pour que chaque action soit motivée par une logique.

Certains se souviennent de la nature de leur mission de vie, ou la connaissent, mais ils craignent de progresser, car ils ont peur de la réussite ou de l'échec et appréhendent de ne pas être à la hauteur ou d'être ridiculisés. D'autres n'ont pas la moindre idée de ce que peut être leur mission, ou n'ont pas de certitude.

Quand j'ai cessé d'exercer la psychothérapie conventionnelle pour me consacrer exclusivement à la « thérapie angélique », je me suis mise à employer des méthodes spirituelles pour aider ceux qui se trouvaient dans des situations éprouvantes. Je commençais par des prières, comme celles que j'ai présentées à la page 55. Par la suite, je suggérais à ces personnes de prêter attention aux avis divins qui leur parvenaient invariablement en réponse à ces prières.

Les inspirations divines peuvent prendre la forme de signes *visibles* (un livre glissant des rayons de la bibliothèque, par exemple) ou *audibles* (quelques bribes d'une conversation entendue donnant des renseignements pertinents, par exemple). Elles peuvent apparaître en rêve, au travers de pensées ou de sensations répétitives qui nous poussent à faire quelque chose, même si cet acte semble sans rapport avec la prière ou l'intention originelle. Si nous discernons cette guidance et la suivons, alors nous serons naturellement conduits à prendre des mesures liées à notre mission. Grâce à ce processus, nous avons le soutien inconditionnel de Dieu et des anges qui s'assurent que nous obtiendrons tout le temps, toute l'intelligence, toute l'information, tous les collaborateurs, tout l'argent et le matériel dont nous aurons besoin pour réaliser chaque étape. Les portes s'ouvrent chaque fois que nous suivons les recommandations divines.

Lorsque mes clients ont commencé à demander d'être guidés pour trouver leur mission de vie et qu'ils se sont mis à suivre cette guidance, des miracles se sont produits. Leurs troubles psychologiques et leurs problèmes de comportement se sont atténués ou ont disparu. Ils ont perdu du poids et se sont mis à mieux s'occuper d'eux-mêmes, leurs rapports humains se sont améliorés, de même que leurs finances.

Vos enfants indigo peuvent faire appel à leur intuition et à leurs facultés extrasensorielles pour découvrir leur mission. Expliquez-leur que Dieu parle souvent à travers les pressentiments, les rêves et les visions. Incitez-les à se fier à ces interventions divines, et à les suivre.

Dawn, une enfant indigo mentionnée plus tôt dans ce livre, a appris à prêter attention à ses visions et à sa voix intérieure. Elle déclare : « De temps à autre, je peux me percevoir clairement dans l'avenir. C'est mon intuition la plus importante. Il s'agit d'un sentiment fort concernant l'endroit où je devrais me trouver, ce qu'il convient pour moi d'entreprendre et le point où j'en suis dans ma vie. Et puis, si ça ne semble pas être juste, alors je dois effectuer un changement. J'ai appris à agir en me fiant à ces intuitions. »

Il m'arrive parfois de travailler avec quelqu'un qui persiste à saboter son propre bonheur. La personne est bien en chemin vers sa mission de vie et tout lui réussit, et puis vlan ! Elle fait quelque chose qui va tout ruiner. Dans ces cas-là, je découvre à tous coups qu'il existe des peurs sous-jacentes en rapport avec cette situation.

Règle générale, les gens qui sabotent leur bonheur ont le sentiment qu'ils ne le méritent pas. Ils estiment qu'ils sont intrinsèquement mauvais ou imparfaits et qu'ils doivent être punis, ou du moins, privés de bonheur. Les enfants indigo éprouvent souvent ce sentiment de dévalorisation qui les mène à s'autosaboter, tout cela à cause de leur honte d'être différents. Les enseignants ou les parents leur indiquent que leur *comportement* est regrettable, mais inconsciemment, ces jeunes entendent : « Je suis vilain. » C'est pourquoi tous les efforts pour améliorer leur vie sont futiles parce que ces petits sentent qu'ils sont trop « mauvais » pour recevoir un appui ou des dons.

Travailler à notre mission de vie n'a pourtant rien à voir avec le fait de mériter de *recevoir*. Notre mission consiste entièrement à donner aux autres. Et quelquefois, nous avons besoin de biens matériels pour nous permettre d'être de meilleurs bienfaiteurs. Par exemple, un enfant qui désire porter des fleurs à une voisine âgée aura besoin d'un chariot ou d'un vélo pour les transporter, et d'un vase où les placer. Cet enfant mérite d'obtenir ces objets, car ils lui permettront de donner. Nous recadrons donc la situation pour lui ainsi : « Je mérite de donner. Plus je permets à Dieu, aux anges et aux gens de me prêter main-forte, plus je suis capable de donner à autrui. »

Vous pouvez épauler vos enfants indigo en représentant leurs passions et leurs intérêts pour eux. Examinez-les et notez ce qu'ils sont enclins à faire naturellement lorsqu'ils sont seuls. Amenez-les à utiliser cet intérêt ou cette aptitude d'une manière qui sera utile aux autres. Excellent-ils aux jeux vidéo, par exemple ? Ils trouveront leur bonheur en apprenant à donner aux autres par l'entremise de ce talent. L'enfant pourrait enseigner à un camarade comment y jouer, écrire une lettre au rédacteur en chef d'une revue spécialisée pour partager quelques astuces avec des amis, ou indiquer à une personne âgée comment accéder à Internet afin qu'elle puisse correspondre avec des membres de sa famille.

Achetez ou empruntez des livres et des magazines portant sur les sujets qui intéressent vos enfants, et inscrivez-les à des cours qui leur permettront d'en apprendre davantage. Ne vous préoccupez pas de savoir si votre investissement sera de courte durée, pour un projet que l'enfant laissera bientôt tomber. Mes parents ont dépensé des centaines de dollars pour des leçons de guitare. Ils m'ont même acheté un amplificateur, ainsi que des guitares acoustiques et électriques. Ils n'ont consenti à m'offrir ces objets que si j'obtenais des notes de plus de 80 %. Je n'avais pas besoin d'autre encouragement, et mes notes sont passées de 60 % à 80 % en un seul trimestre ! Mes parents ont tenu leur engagement et m'ont acheté une guitare électrique Fender Telecaster avec un amplificateur d'excellente qualité. Je me suis mise à jouer professionnellement alors que je fréquentais encore l'école secondaire.

Bien que j'aie laissé tomber la guitare (sauf une fois ou deux par mois, quand j'improvise en compagnie de mon mari, Steve, qui joue lui aussi), l'entreprise n'a jamais été un gaspillage de temps ni d'argent. La guitare m'a apporté une confiance en moi, celle qui permet de paraître devant un public. Et cette assurance s'est avérée absolument indispensable pour moi, puisque je donne des conférences dans le cadre de ma mission de vie actuelle.

Incitez vos enfants à avoir pour objectif de donner aux inconnus et à ceux qui sont dans le besoin un certain nombre de fois par jour. Pour un tout-petit, une fois par jour suffira. Les enfants plus âgés se délecteront d'occasions de servir et de donner deux fois par jour. Quand vous faites les courses à l'épicerie ensemble, jouez avec vos enfants à un jeu nommé « Combien d'inconnus serai-je capable d'aider aujourd'hui ? ».

Le don n'a pas forcément à être de nature monétaire. Il peut s'agir de faire un compliment sincère à quelqu'un qui semble esseulé ou déprimé, d'ouvrir la porte à un invalide ou d'offrir de mettre des pommes dans un sac pour une mère qui porte un bébé. Ce sont là des actions auxquelles n'importe quel enfant peut participer. Il s'ensuivra que vous et votre enfant indigo verrez votre cœur s'ouvrir à la joie et à l'amour grâce à ce processus que l'on nomme « le don de donner ».

Orienter les dons de vos enfants

La plupart des prétendus troubles du comportement que présente votre enfant ne sont rien d'autre que de maladroites tentatives d'utiliser ses dons d'artisan de la lumière.

Plusieurs enfants indigo sont des guerriers. On les a envoyés des cieux pour aider la Terre à se débarrasser de la malhonnêteté et du manque d'intégrité. Ces enfants ne seront pas la proie de l'apathie ou de l'intimidation sociale, parce qu'ils ont un travail à accomplir. Toutefois, leur tempérament inné de guerriers pourrait bien se traduire par de l'agressivité.

Votre rôle consistera donc à les aider à orienter leur tempérament belliqueux vers des comportements utiles socialement. Enseignez-leur comment démanteler des systèmes sans pour autant choisir l'autodestruction. Par ailleurs, auriez-vous été fier d'être le père ou la mère de Nelson Mandela, qui a consenti à être incarcéré en raison de ses convictions ? En tant que parents d'enfants indigo, nous marchons tous sur une corde raide.

De la même manière, les dons intuitifs et paranormaux que possèdent vos enfants les rendent susceptibles à la fatigue, à l'irritabilité et à l'hyperactivité. En tant que parents, nous avons pour devoir d'être conscients de ce phénomène et d'enseigner à nos enfants des techniques de protection psychique et de guérison énergétique pour qu'ils puissent s'épanouir et survivre tout en réalisant leur mission.

On ne s'attendait pas à ce que notre génération accomplisse grand-chose avant l'âge de trente ou quarante ans. Pour ce qui est de la génération des enfants indigo, on prévoit que ceux-ci contribueront à la société et qu'ils exerceront sur elle leur influence dès l'adolescence ou au début de la vingtaine. Si nous comprenons que les expectatives qui ont pesé sur chaque génération diffèrent, nous saurons alors pourquoi certains jeunes reportent leur entrée à l'université pour voyager, faire quelques expériences artistiques ou défendre une cause sociale.

Chapitre 4

Thérapie angélique pour les indigos

Les parents me demandent souvent : « Puis-je envoyer des anges à mes enfants ? » La question sous-entendue est celle-ci : « Est-ce spirituellement correct d'agir de la sorte ? Ce faisant, vais-je entraver l'évolution spirituelle de mon enfant, lui infliger des déséquilibres karmiques ou offenser Dieu ? » Par ailleurs, les parents cherchent parfois simplement à savoir comment envoyer des anges au secours de leur enfant indigo.

En guise de réponse, je leur dis : « Bien sûr, on peut envoyer des anges à n'importe qui, et cela leur sera certainement bénéfique. » Après tout, des études en double aveugle montrent que la prière agit positivement sur les gens, les animaux, les plantes et même sur les bactéries, que les bénéficiaires sachent ou non que l'on prie pour eux. Des études scientifiques ont démontré que la prière induit une augmentation des taux de dopamine et réduit l'anxiété, deux facteurs qui soulagent les symptômes du TDAH. J'ai aussi obtenu des résultats remarquables (sur moi-même et sur d'autres) lorsque j'ai recouru à la prière pour éliminer les envies compulsives de stimulants tels que le sucre, le chocolat et la caféine, substances qui exacerbent l'hyperactivité.

Que vous soyez religieux, spirituel, croyant, non croyant, bon ou mauvais, peu importe, les anges portent secours à quiconque fait appel à eux. Il n'est pas nécessaire de se mériter leur aide. Toutes nos prières engendrent un effet mesurable. Dieu et les anges entendent et répondent à chaque prière, même si cette réponse n'est pas manifeste.

J'ai obtenu de merveilleux résultats grâce à la prière et à la thérapie angélique auprès des enfants indigo. Bien que mes antécédents soient chrétiens, mes prières sont intentionnellement œcuméniques. Après tout, chaque religion, qu'elle prenne sa source en Orient ou en Occident, qu'elle soit millénaire ou contemporaine, accorde foi, d'une manière ou d'une autre, aux anges. Le terme « ange », qui provient de la tradition judéo-chrétienne, n'est peut-être pas celui qu'on emploie ailleurs, mais l'on croit à l'existence de créatures célestes bienveillantes. Les religions juives, chrétiennes et islamiques font mention d'archanges, et ceux-ci sont aussi définitivement universels.

Grand nombre d'enfants indigo et leurs parents ne sont pas de confession judéo-chrétienne, et pourtant, ils nécessitent et méritent tout de même le secours de Dieu et des anges. Comment pourrais-je exclure une âme simplement parce qu'elle prie un maître ascensionné différent du mien ! Je sais que Jésus était universel, et ce chapitre sur la guérison spirituelle se veut un reflet de cette orientation.

Un soutien spirituel infaillible s'offre à vous et à vos enfants indigo. Parmi les guides qui sont déjà à vos côtés ou que vous pouvez appeler à vous, l'on compte :

Les archanges

Michaël est le premier archange chargé d'aider les enfants indigo et les artisans de la lumière à se souvenir de leur mission de vie et à la réaliser. Cet archange dissipe également les effets de la peur sur notre corps et dans notre résidence ; il éloigne de nous les esprits attachés à la Terre et les entités négatives.

Le devoir de Raphaël consiste à nous permettre de guérir notre corps physique et à assister les guérisseurs dans tous les aspects de leur mission.

L'archange Gabriel aide les parents à concevoir un enfant. Il épaule également ceux dont la mission de vie touche aux arts ou à la communication. Uriel contribue à notre guérison sur le plan affectif, car il nous libère de la colère toxique et de la rancœur pour leur substituer la sérénité.

Les maîtres ascensionnés

Ce sont ces êtres qui, jadis, peuplaient la Terre, y jouant le rôle de grands maîtres ou de guérisseurs, et qui assistent aujourd'hui l'humanité depuis les plans astraux. Ils sont associés à la religion établie, tout en demeurant sans confession spécifique ; ils portent secours à quiconque les invoque, que cette personne ait ou non une affiliation religieuse. Le maître ascensionné Jésus est un grand guérisseur du corps et des émotions ; il apporte des solutions à tout problème. La Vierge Marie protège les enseignants, les conseillers et ceux dont la mission de vie touche les enfants.

Les anges gardiens

Chaque être humain possède au moins deux anges gardiens, depuis sa naissance jusqu'à la transition vers l'au-delà. Ce sont des entités célestes qui n'ont pas eu d'incarnation humaine auparavant ou qui sont venues sur terre en tant qu'« anges incarnés ». Il vous est aussi possible d'invoquer d'autres anges pour obtenir un avis, de l'aide ou une protection. De surcroît, vous pouvez en envoyer au secours des autres.

Les anges de la nature

Il s'agit des anges gardiens chargés par Dieu de veiller sur l'environnement, les plantes, les fleurs et les animaux. Ils aident également les gens qui protègent la Terre Mère et les animaux. Généralement, deux ou plusieurs anges protègent ceux dont la mission de vie touche l'environnement ou les animaux. Les anges de la nature portent aussi le nom d'« élémentaux », de « fées » ou de « dévas ».

Les proches disparus

Nos ancêtres, nos amis et les membres de notre famille qui se sont éteints jouent souvent le rôle d'esprits-guides bienveillants. Ils sont au paradis, mais ils continuent de nous prêter main-forte. À travers nous, les vivants, ils poursuivent leur mission de vie. Et parfois, le Créateur attribue à nos chers disparus la charge divine de notre personne.

La crainte des anges déchus et des entités néfastes

Dans la pénombre de leur chambre à coucher, plusieurs enfants indigo aperçoivent des créatures terrifiantes ou ont des visions effrayantes, et cela peut provoquer chez eux de l'insomnie. Ces terreurs nocturnes n'ont rien à voir avec la peur du croquemitaine qui hantait notre génération, car ces enfants doués de prescience voient au-delà du voile, et ce qu'ils découvrent n'est pas toujours agréable.

Tout comme l'illustre le film *Le sixième sens*, les enfants indigo peuvent attirer à eux des esprits attachés à la Terre qui tentent d'obtenir leur aide. Ces créatures ne cherchent pas à effrayer vos enfants et ne souhaitent de mal à personne. Elles sont tout simplement attirées par tout être humain capable de les percevoir. Et du fait que vos enfants indigo sont des guérisseurs et des êtres dévoués naturellement, les esprits attachés à la Terre graviteront d'autant plus autour d'eux.

Une manière d'aborder ces esprits consiste à leur dire tout simplement : « Vous êtes morts et vous devez aller vers la lumière. Maintenant ! » Mieux encore, l'on peut invoquer une aide spirituelle puissante. Enseignez à vos enfants à répéter mentalement : *Archange Michaël, je vous en prie, venez à moi et conduisez loin de moi ces êtres, maintenant.* Vos enfants peuvent aussi invoquer Dieu, Jésus ou d'autres êtres liés à leur confession ou à leur affiliation spirituelle. Assurez-vous toujours, cependant, que l'archange Michaël fait partie de ce groupe que l'enfant invoque. Le rôle de Michaël est pareil à celui d'un videur dans une boîte de nuit. Et il décide de qui peut s'approcher de votre enfant.

Plus loin, vous apprendrez d'autres méthodes visant à dissiper les frayeurs de vos enfants et à assainir leur chambre à coucher.

Purifier vos enfants indigo

Lorsque mon fils Chuck était adolescent, ses professeurs me téléphonaient souvent pour me faire part des cent coups qu'il avait commis ce jour-là. Comme la plupart des parents, j'abhorrais ces coups de téléphone.

Conscients de ma détresse face à ces appels, les anges sont venus à mon secours et m'ont enseigné une méthode pour résoudre par moi-même, et pour mon fils, la situation. Celle-ci fait appel à l'archange Michaël.

Encore un mot sur l'archange Michaël : ce qu'il peut faire pour vous et votre enfant

Tel que je l'ai mentionné ci-dessus, chacun de nous possède un ange gardien chargé de veiller sur lui et de l'assister, qu'il y accorde foi ou pas. Dans le domaine des anges, les superviseurs se nomment « archanges ». Ce sont de grands anges très puissants qui surveillent nos anges gardiens.

L'archange Michaël est chargé de dégager la Terre des effets de la peur. Il est également responsable de faire en sorte que les artisans de la lumière et les enfants indigo se souviennent de leur mission de vie, et qu'ils la mènent à bien. À l'instar de tous les puissants archanges, Michaël est universel.

Il est également capable d'être présent simultanément aux côtés de tous ceux qui l'invoquent. Il ne choisit pas à qui il porte secours. Il ne faut donc pas croire que vous faites perdre son temps à un ange parce que vous sollicitez son aide.

La peur est à l'origine d'une bonne partie de la mauvaise conduite de votre enfant indigo. Par exemple, il est possible qu'il soit excessivement sensible et qu'il absorbe les pensées négatives d'autres enfants à l'école, ou les angoisses de ses parents, ou les pensées et les émotions de ses professeurs.

Comme je l'ai précisé plus haut, l'archange Michaël est un peu le videur de la boîte de nuit spirituelle, et il dissipera du corps et du mental de votre enfant les effets de la peur. L'archange s'assure aussi que tous les êtres du domaine des esprits qui s'approchent de votre enfant ont le droit d'être dans son entourage. J'ai affirmé plus haut que nombre d'enfants indigo souffrent d'insomnie parce qu'ils voient le visage et les yeux d'esprits telluriques. L'archange Michaël s'assure que la chambre à coucher de votre enfant est peuplée uniquement d'anges de lumière divine – des êtres qui n'effrayeront jamais nul enfant et ne les empêcheront pas de dormir.

La technique de l'aspirateur de l'archange Michaël

J'ai tout d'abord découvert cette technique en conversant avec cet archange lors d'une méditation profonde. Par la suite, j'ai téléphoné à un ami qui est prêtre au Canada, sachant qu'il travaillait aussi avec cette entité. Je lui ai dit : « James, il faut que je te parle de la méthode de guérison que l'archange Michaël vient de m'enseigner. » Il m'a interrompue : « Laisse-moi d'abord te parler de la méthode que

Michaël *m'*a enseignée. » En comparant nos expériences, nous fûmes tous deux stupéfaits de constater que cet être céleste nous avait appris la même approche, et le même soir !

Depuis lors, j'ai soigné mes enfants à l'aide de cette technique et je l'ai transmise à une foule d'adultes qui l'ont employée avec succès auprès de leurs enfants indigo. Il s'agit d'un procédé efficace pour éliminer les toxines émotionnelles de vos enfants indigo, en sorte qu'ils puissent prendre leurs propres décisions.

J'ai eu recours à cette méthode lorsque Chuck, petit enfant, se sentait déprimé ou se mettait en colère. Chaque fois, il redevenait aussitôt « mon petit ange », et ce, pendant une journée entière. Les parents à qui j'ai appris le procédé ont fait état d'une réussite similaire.

Chacun peut faire appel à l'archange Michaël et travailler avec lui de manière tout aussi puissante. Nul besoin de compétences ou de formation particulières. Suivez tout simplement ces instructions, écoutez votre cœur, et vous constaterez des résultats immédiats.

Le terme *assainir* signifie ici « évacuer les effets de la frayeur ». Il peut s'agir de l'énergie toxique que vos enfants auront absorbée par le biais de leurs amis ou en côtoyant des usagers de la drogue, lors d'attaques psychiques ou par des entités attachées à la Terre. Avec le secours de l'archange Michaël, vous pouvez travailler à épurer vos enfants indigo, à assainir leur chambre à coucher, leur école ou leurs amis. Un enfant indigo – doué de pouvoirs spirituels innés – pourra user de ce procédé pour vous purifier, vous ou un autre indigo. Voici comment procéder.

Effectuer une purification : en demander d'abord l'autorisation

Cet assainissement peut s'effectuer soit en présence des enfants, soit à distance (quand ils sont dans un lieu autre). Il faut d'abord leur en demander l'autorisation. D'aucuns estiment que cette permission est indispensable pour procéder à toute guérison. On l'obtient en interrogeant mentalement nos enfants : « Êtes-vous d'accord pour que j'effectue une guérison spirituelle sur vous en compagnie de l'archange Michaël ? »

Leur réponse vous parviendra sous forme d'impression. Même les nourrissons au stade préverbal sont capables de vous fournir, psychiquement, une réponse. Si vous percevez un *oui*, alors poursuivez. Dans le cas d'une réponse équivoque ou négative, alors discutez-en (mentalement ou verbalement) avec les enfants pour dissiper leur appréhension.

D'autres personnes pensent toutefois qu'il est sans importance d'obtenir un tel assentiment avant d'effectuer une guérison. Elles assurent que si un enfant est en train de se noyer dans une rivière, elles se jetteront à l'eau, que le petit leur accorde ou non sa permission. La décision à ce sujet vous revient donc.

Une fois que vous avez décidé d'entreprendre cet assainissement, fermez les yeux. Si les enfants sont auprès de vous, demandez-leur de faire de même. Il serait bien également d'être assis face à face.

Visualisez, grâce à votre regard mental, l'un de vos enfants indigo. Il est indispensable de n'agir que sur un enfant à la fois. Répétez mentalement : « Archange Michaël, je vous invoque maintenant afin que vous purifiiez et que vous balayiez les effets de la peur chez cet enfant. » Dans votre esprit, vous verrez alors apparaître un ange immense, ou vous sentirez sa présence – c'est l'archange Michaël. Son entourage comporte plusieurs anges de plus petite taille, « la cohorte miséricordieuse ».

Notez que Michaël tient à la main le tuyau d'un aspirateur. Il l'insère dans le sommet du crâne de l'indigo (dans le chakra couronne). À vous de décider si l'aspirateur doit être réglé à la puissance maximale, moyenne ou faible. Ce sera également à vous de diriger les mouvements de l'ange quant à l'endroit où placer le tuyau de l'aspirateur au cours du processus d'épuration. Guidez mentalement l'embout vers l'intérieur de la tête de l'indigo, dans son corps et autour de chaque organe. Balayez chaque partie du corps, jusqu'à l'extrémité des doigts et des orteils.

Vous verrez ou sentirez des amas de saletés psychiques passer dans le conduit, tout comme lorsqu'on nettoie une moquette malpropre. Lorsqu'elles atteignent l'autre bout, toutes les entités qui passent par cet aspirateur sont traitées avec compassion par les cohortes miséricordieuses, qui les accueillent et les escortent vers la lumière. Continuez votre balayage jusqu'à élimination complète de toute souillure.

Dès que l'enfant est purifié, l'archange Michaël inversera la direction de l'aspiration en sorte qu'une lumière blanche dense, semblable à du dentifrice, se déverse par le tuyau. Cette substance lumineuse forme une sorte de calfeutrage qui comble les espaces laissés vides par la saleté psychique délogée.

Cette technique d'aspiration est l'un des procédés les plus puissants que j'aie utilisés sur les enfants indigo. Même si vous ne voyez ou ne sentez rien de particulier au cours du processus, ou même si vous pensez que tout cela est peut-être le fruit de votre imagination, le procédé produira des résultats tangibles. Après la séance d'aspiration, la plupart des gens constatent une amélioration immédiate en cas de dépression et voient la colère s'évaporer.

Balayer une pièce. Il est possible d'assainir la chambre à coucher de votre enfant, la salle de classe, la voiture ou une pièce dans la maison d'un ami en faisant appel à la même technique de base. Visualisez tout simplement que le tuyau de l'aspirateur de l'archange Michaël nettoie la pièce, plutôt que l'intérieur d'un corps humain.

Répéter le procédé. Passez vos enfants indigo à l'aspirateur chaque fois que vous remarquez qu'ils sont déprimés, fâchés ou turbulents. Nettoyez une pièce à l'aspirateur psychique chaque fois que vous y percevrez une lourdeur, une impression oppressive, ou lorsque vos indigos affirmeront y avoir vu quelque chose qui les effraie.

L'épuration par cassette audio. Mon programme audio *Chakra Clearing* (Hay House, 1997) est aussi capable de puissants purificateurs. Plusieurs personnes se servent de cette cassette audio pour « nettoyer » des pièces dans leur maison. Posez tout simplement un magnétophone au milieu de la pièce (servez-vous d'un appareil qui déroule automatiquement les deux faces) et faites passer la cassette. Pendant qu'elle joue, quittez la pièce. Lorsque vous y retournerez, l'endroit aura été assaini.

L'attaque psychique : une cause d'hyperactivité. De toute évidence, les enfants peuvent se livrer aux pires méchancetés. Entre eux, ils se taquinent, frappent, ridiculisent et pire encore. Si les vôtres se plaignent d'être persécutés par d'autres jeunes, il est probable qu'ils souffrent des effets d'une « attaque psychique ».

Une telle attaque se produit lorsqu'une personne dirige une pensée malveillante vers vous. Souvenez-vous des études que nous citions indiquant que la tension artérielle augmente et que le rythme cardiaque s'accélère si quelqu'un songe à nous avec colère, même quand nous ignorons l'existence de ces pensées néfastes. Les enfants indigo, particulièrement sensibles à l'énergie, sont extraordinairement vulnérables aux effets de ce type d'agression.

Si vos enfants indigo en sont l'objet, leurs systèmes nerveux et cardiovasculaire seront assaillis par les pensées agressives d'autrui. Voilà qui fait monter leur tension artérielle et accélère leur rythme cardiaque, *ce qui peut provoquer chez eux de l'anxiété et de l'hyperactivité.* Ils n'en comprendront pas la cause, mais leur système nerveux s'échauffera subitement par le simple fait que d'intenses pensées négatives seront dirigées vers eux.

Si elle n'est pas traitée (à l'aide de la guérison spirituelle), l'attaque psychique peut déclencher un cercle vicieux : l'hyperactivité qu'elle entraîne engendrera une suite de situations où vos jeunes seront victimes d'autres assauts. Et vous les entendrez bientôt se lamenter : « Personne ne m'aime ! »

Prière pour aider à la guérison de vos enfants ou de toute autre personne subissant une attaque psychique :

Archange Raphaël, veuillez pénétrer dans le corps de [nom de la personne] *et guérir tout déséquilibre, toute impureté qui pourrait provenir de pensées de colère ou de peur. Archange Michaël, veuillez écarter tout être du monde des esprits ou de l'univers matériel qui n'agit pas pour le bien suprême de* [nom de la personne que vous désirez purifier]. *Je m'adresse aux anges gardiens de la ou des personnes* [leurs noms] *qui subissent une attaque psychique. Veuillez apporter harmonie et paix à cette situation et remplacer toute souffrance par la sérénité. Je demande que toutes les conséquences de fautes commises soient réparées dans toutes les directions du temps, par et pour tous ceux qui sont concernés. Merci. »*

Il est aussi possible de vous servir de cette prière pour vous-même si vous savez qu'une personne est en colère contre vous ou si vous vous sentez attaqué sur le plan psychique. Dites simplement *mon* et *moi* là où doit être prononcé le nom de la personne à purifier.

La cuirasse rose : une protection contre d'éventuelles attaques psychiques

Si vous vous retrouvez dans une situation néfaste, il serait avantageux de vous « cuirasser spirituellement » contre toute attaque psychique. Par exemple, vous êtes en compagnie d'une personne qui se plaint, qui juge, qui est ivre ou en colère. Il existe une méthode pour vous protéger contre les effets de cette négativité. Elle peut également être employée pour protéger votre enfant indigo en l'imaginant, lui, pendant l'invocation qui suit :

Visualisez-vous debout dans un cylindre de lumière rose formant autour de vous une sorte de muraille lumineuse. Cette muraille rose se situe à environ trente centimètres de votre corps et vous enveloppe entièrement. La lumière rose est vivante ; elle diffuse une puissante énergie d'amour, tel un soleil irradiant constamment des rayons de lumière. La muraille émet aussi un amour puissant vers l'intérieur, vers vous, de même que vers l'extérieur, à l'égard de tous ceux que vous rencontrez. L'amour seul peut pénétrer cette muraille lumineuse rose qui vous entoure désormais.

Veiller à la sécurité physique de vos enfants grâce aux anges

Dans une étude récente portant sur l'opinion de 45 000 garçons et filles de la première à la huitième année scolaire, 70 % ont déclaré ne pas se sentir en sécurité à l'école. Au cours des dernières années, les actes de violence se sont faits plus rares dans les écoles. Cependant, ceux qui se produisent sont de nature révoltante et occupent la une des journaux. Que leur sentiment d'insécurité soit fondé sur la réalité et les statistiques, il reste que ces jeunes sont anxieux et pressentent un danger pour leur intégrité physique.

Je me rappelle la première fois que la question de la sécurité à l'école s'est posée pour mon fils. En rentrant à la maison ce jour-là, Grant me confia qu'une bande de garçons parlant une langue étrangère l'avait menacé et frappé dans le vestiaire de l'école. Grant fréquentait alors une école secondaire publique réputée, située dans un quartier calme de la ville. Je pris pourtant conscience de mon incapacité à le soustraire complètement de la menace des bandes et des petites brutes.

Le stress que les enfants subissent à l'école en raison des notes et de leur désir de popularité est désormais aggravé par l'imminence quotidienne du péril. Plusieurs écoliers doivent franchir des détecteurs de métaux à l'entrée de l'institution qu'ils fréquentent, ou côtoient des gardiens armés ou des policiers en patrouille dans le périmètre de l'école. Ces rappels visuels des dangers potentiels qui les menacent les maintiennent en état d'alerte. Bessel van der Kolk, un spécialiste des traumatismes, affirme que ce type de circonstances engendre une névrose post-traumatique et que les gens qui doivent sans cesse « scruter les alentours pour y déceler un péril » souffrent d'un système nerveux suractivé. Voilà une cause possible des symptômes du TDAH.

Vous pouvez faire en sorte que vos enfants se sentent plus en sécurité, moins menacés en les entourant d'anges gardiens supplémentaires. Et la prière est une façon très efficace de le faire. Les anges sont de merveilleux baby-sitters ; ils veilleront sur eux tout au long de la journée. Naturellement, vos petits, comme tout le monde, ont déjà à leurs côtés des anges gardiens assignés à cette tâche. Mais le fait d'en avoir davantage leur assurera une protection accrue contre les gens et les expériences négatifs.

Afin de les protéger par l'intermédiaire des anges, vous pouvez soit parler à Dieu, soit invoquer les anges directement. Les résultats seront identiques, mais si vous choisissez d'aller droit au Créateur, voici une prière pour vous :

> *Mon Dieu, je vous prie de mander des anges protecteurs pour veiller sur mes enfants maintenant. Veuillez entourer* [leurs noms] *d'anges additionnels pour veiller sur eux, les guider et les protéger. Je vous en prie, laissez-moi savoir si je peux faire quelque chose pour participer à ce processus. Merci, et amen.*

Il existe une autre méthode. Elle consiste à visualiser une multitude d'anges en vol se tenant auprès d'eux ou tournoyant tout autour. Visualisez également une lumière blanche les enveloppant. Cette lumière est en réalité l'essence des anges ; il s'agit d'une entité intelligente, provenant de l'amour divin.

L'archange Michaël est le saint patron des policiers parce qu'il protège contre des dangers physiques. Il y arrive, en outre, en modifiant nos schémas énergétiques pour qu'ainsi nous n'attirions pas le danger physique. Si toutefois un péril survenait tout de même, alors Michaël nous éviterait d'être blessés ou minimiserait la douleur et le mal. Il sait que, si vous pensez au danger, alors vous appellerez à vous des gens négatifs et des situations néfastes. C'est ainsi qu'il vous aide à garder une perspective plus sûre et positive en insufflant en vous une foi et un courage plus grands.

Dites-lui simplement, mentalement ou tout haut :

> *Archange Michaël, je vous prie de venir aux côtés de*

[nom des personnes] *et de demeurer auprès d'elles. Veuillez leur donner plus de courage, de foi et accroître leur protection. En toute circonstance, veuillez offrir une direction claire à* [leurs noms] *pour qu'ainsi leurs pensées soient alignées sur l'amour divin. Merci, et amen.*

Si vous souhaitez convier l'archange Michaël à vos côtés, répétez la prière ci-dessus en insérant *moi* ou *mon* dans les espaces exigeant de prononcer le nom d'une personne.

Naturellement, la protection des anges n'est efficace que si nous suivons leur guidance. Par exemple, ils feront naître en nous le pressentiment qu'il est nécessaire de nous éloigner d'une situation négative, et il faudra en tenir compte. Par conséquent, il serait bien d'apprendre à vos enfants indigo à identifier les présages qui signalent les interventions divines, un sujet que nous examinerons plus étroitement dans un chapitre subséquent.

Les cordons éthériques : que sont-ils ?

Si vos indigos s'avèrent être des « psychologues de café », c'est-à-dire ce type de personne à qui chacun se confie spontanément, alors leur mission de vie appartient fort probablement à la catégorie enseignant/guérisseur. Cette mission est décrite au chapitre 3.

Si tel est le cas, il est probable qu'ils attirent à eux des gens dans le besoin. Il s'agira peut-être d'amis constamment accablés de problèmes ou qui se confient sincèrement à eux. Vos enfants, ces petits artisans de lumière compréhensifs, écouteront patiemment, puis offriront un avis d'inspiration divine.

Quiconque travaille auprès des gens, soit par profession, soit en accomplissant des gestes de bonté gratuits, doit connaître ce que sont les cordons éthériques et la manière de les traiter. Règle générale, si une personne a pour vous un attachement basé sur la peur – de crainte que vous ne la quittiez ou par conviction que vous êtes son unique source d'énergie ou de bonheur –, un cordon se tisse entre vous deux. Ce lien est visible à tous les clairvoyants et palpable chez les intuitifs.

Les cordons éthériques ressemblent à des tubes chirurgicaux, et ils ont une fonction similaire à celle des pompes à essence. Une fois qu'une personne dans le besoin s'est accrochée à vous, elle pompe votre énergie grâce à ce cordon éthérique. Celui-ci peut ne pas vous être visible, mais vous en ressentirez malgré tout les effets, dont notamment une fatigue ou une tristesse inexpliquées. Ainsi, la personne à l'autre bout du cordon éthérique vient de puiser à même votre énergie ou vous a transmis une énergie toxique de cette manière.

De ce fait, chaque fois que vous venez en aide à quelqu'un, ou lorsque vous vous sentez apathique, déprimé ou épuisé, mieux vaut « couper vos cordons ». Apprenez à vos indigos l'existence de ces cordons et la manière de s'en débarrasser. Il est probable qu'ils en ont déjà le pressentiment, sans toutefois savoir qu'il existe un terme pour les désigner et qu'une fonction leur est associée.

Sectionner les cordons éthériques

Pour vous défaire de ces liens, répétez tout haut ou mentalement :

Archange Michaël, je vous invoque maintenant. Veuillez couper les cordons de la peur qui tarissent mon énergie et ma vitalité.

Puis, demeurez en silence pendant quelque temps. Assurez-vous de bien respirer. Vous sentirez probablement quelques cordons se sectionner ou se détacher de vous. Vous sentirez peut-être des modifications subtiles dans votre corps ou d'autres indications tangibles que l'on est en train de trancher les cordons. Les gens à l'autre bout du cordon songeront à vous à l'instant même où leur propre cordon sera coupé, sans savoir pourquoi. Vous découvrirez peut-être plusieurs messages du type « Je pensais justement à toi » sur votre répondeur ou dans votre messagerie électronique de la part de gens avec qui vous avez ce lien. Ne vous laissez pas piéger par une attitude erronée envers ces gens. N'oubliez pas, *vous* n'êtes pas censé être leur source d'énergie ou de bonheur. Dieu l'est. Ces cordons se tisseront de nouveau chaque fois qu'une personne établira avec vous un attachement basé sur la peur. Continuez donc à sectionner les cordons au besoin.

Afin de trancher les cordons éthériques de vos enfants indigo, répétez mentalement ou tout haut :

> *Archange Michaël, veuillez couper les cordons de la peur de* [nom des enfants] *qui épuisent leur énergie et leur vitalité.*

Comme précédemment, faites en sorte que vos enfants gardent le silence et respirent profondément pendant que Michaël effectue son travail. L'humeur et l'énergie de vos enfants devraient retrouver un équilibre normal – sans hyperactivité – presque immédiatement.

Parler aux anges gardiens de vos enfants

Si vos enfants vous causent du souci, ou s'il y a un malentendu entre vous, il est possible d'améliorer la situation en vous adressant à leurs anges gardiens. Pour s'adresser aux anges de quelqu'un d'autre, nulle formation spécifique n'est requise, ni d'ailleurs de dons ou d'autres compétences. Vous n'aurez besoin que de vous y exercer, en sorte d'être capable d'entendre la réponse qu'ils vous feront.

Que vous soyez ou non capable de percevoir ou d'entendre les anges, eux vous voient et vous entendent très clairement ! Ne croyez pas être tel un poisson dans un aquarium, sous l'œil réprobateur des puissances divines. Dieu et les anges voient bien au-delà de nos erreurs et de nos traits de caractère superficiels. Ils discernent nos talents et nos dons, et ont pour nous un amour inconditionnel.

Rectifier un différend

À la suite d'une querelle avec vos enfants indigo, sans doute éprouverez-vous de la culpabilité. Et ce sentiment vous poussera peut-être à vous plier à leurs requêtes, même si celles-ci s'avèrent déraisonnables. Il existe toutefois une meilleure approche face à ce type de situation. Il suffit de vous adresser à leurs anges gardiens pour qu'ils interviennent et prêtent main-forte :

> *Chers anges gardiens de* [leurs noms], *la colère, le chagrin et la culpabilité accablent mon cœur. Je voudrais avoir l'assurance d'être juste envers mes enfants, et c'est pourquoi je demande votre secours et vos lumières. Voulez-vous parler à* [leurs noms] *et les aider à mieux me comprendre ? Aidez-nous, je vous en prie, à surmonter notre orgueil et notre ego, et à exprimer notre amour véritable l'un pour l'autre. Je vous demande d'instiller la paix en cette situation. Merci, et amen.*

Si vos enfants vous causent du souci

Si vos enfants indigo sont source de préoccupations pour vous, confiez-vous sincèrement à leurs anges gardiens. Vous pouvez le faire mentalement, à voix haute ou en leur adressant une longue lettre. Divulguez-leur vos pensées les plus intimes, même les sentiments qui vous font peut-être un peu honte. Cette candeur avec les anges leur permettra de mieux vous seconder. Encore une fois, n'ayez crainte que Dieu ou ses anges ne portent de jugement sur vous ou ne vous punissent. Les cieux ont toujours conscience de nos sentiments véritables, mais ils ne peuvent prêter main-forte que si notre cœur leur est vraiment ouvert. Conversez avec les anges comme s'il s'agissait de vos meilleurs amis… parce que c'est ce qu'ils sont !

Thérapie angélique pour les symptômes du TDA et du TDAH

Tout au long de cet ouvrage, j'offrirai des explications holistiques quant aux symptômes du trouble déficitaire de l'attention et du trouble déficitaire de l'attention avec hyperactivité. Il en sera de même pour les solutions offertes ; elles seront à caractère alternatif. Dans le présent chapitre, nous avons examiné plusieurs causes psychiques possibles de quelques-uns des symptômes – anxiété, dépression, turbulence, léthargie et hyperactivité –, ainsi que la façon de les soulager à l'aide de méthodes spirituelles.

Vous trouverez ci-après quelques prières puissantes qui pourront aider à réduire, à maîtriser ou à éliminer certains des symptômes du TDA/TDAH chez vos enfants indigo. En les répétant, gardez à l'esprit une perspective positive. Redites-vous sans cesse : « Mes enfants sont à l'image de Dieu. C'est pourquoi ils sont déjà guéris, déjà en santé et bien adaptés. Je n'ai nul besoin de les corriger ou de les changer. Je demande plutôt aux anges de dévoiler leurs merveilleux dons et leurs pouvoirs innés. Aidez-moi à faire mûrir les vrais atouts et talents de mes enfants. »

Si vous considérez que ces derniers sont d'une manière ou d'une autre « défectueux », faites appel à ces prières comme moyen de les réparer. Cependant, ce type de point de vue négatif pourrait amenuiser leurs effets. Au moment de répéter ces prières, faites de votre mieux pour maintenir plutôt l'idée, le sentiment que vos jeunes sont heureux, en santé, bien adaptés. Si vous éprouvez quelque difficulté à les considérer sous un jour positif, demandez l'aide des anges pour y arriver.

Répétez ces prières autant de fois que vous le souhaitez (elles sont écrites au pluriel ; si vous n'avez qu'un seul enfant, substituez le singulier).

Prière pour guérir les dépendances

Archange Uriel, je vous prie de vous introduire en l'esprit et dans le cœur de mes enfants afin de les aider à ne plus craindre l'amour. Je demande que toutes les conséquences de leurs erreurs commises au cours de relations antérieures soient annulées, dans toutes les directions. Veuillez les aider à affranchir leur cœur de toute colère ou du ressentiment. À cette fin, je visualise maintenant une immense boule de lumière scintillante qui les inonde. Je sais qu'ils sont emplis de la lumière et de l'amour de Dieu, qu'il n'existe en eux aucun vide. Mes enfants sont comblés, assouvis par les trésors intérieurs de l'amour.

Prière pour assainir les habitudes alimentaires

Archange Raphaël, je vous prie d'intervenir pour assainir les habitudes de mes enfants quant à la nourriture. Veuillez les aider à avoir envie de boissons et d'aliments sains. Je vous prie de dissiper toutes les craintes ou les expériences antérieures qui auraient engendré ces envies nuisibles à leur santé. Donnez-moi de claires indications pour les aider à s'alimenter plus sainement.

Prière pour guérir l'hyperactivité

Archange Uriel, vous avez le pouvoir de calmer les mers et d'affermir la terre. Et je sais que vous possédez aussi le pouvoir de calmer et de stabiliser mes enfants. Je vous prie de les aider à retrouver une sérénité intérieure et à agir paisiblement à l'extérieur. Veuillez insuffler la paix de Dieu dans leur cœur. Faites que je sois patiente et compréhensive à leur égard et envers moi-même. Amen.

Prière pour apprendre à s'organiser

J'invoque maintenant les anges de l'organisation. Veuillez aider mes enfants à mieux se focaliser. Je vous prie de m'aider à diminuer le chaos et le désordre dans nos vies. Veuillez conseiller mes enfants sur l'importance de la lucidité et de l'ordre, et aidez-les à créer un système qui convienne parfaitement à leur personnalité. Veuillez m'indiquer clairement comment je peux les seconder afin qu'ils deviennent, et demeurent, focalisés et organisés. Aidez-les à terminer leurs projets et à les remettre rapidement. Merci.

Prière pour régler les problèmes avec les professeurs

Anges gardiens des professeurs de mes enfants, je sollicite votre aide. Je vous prie d'aider ces enseignants. Accordez-leur patience et compréhension. Veuillez les aider à se libérer de tout jugement et de l'intolérance à l'égard des miens. S'il me faut transférer mes enfants dans une autre classe, permettez que ce passage survienne rapidement et suivant l'ordre divin.

Prière à réciter avant une rencontre parents/professeurs

Dieu bien-aimé, je vais voir les professeurs de mes enfants et c'est pourquoi je sollicite votre concours. Aidez-moi à demeurer centré, paisible et calme. À bien entendre les paroles des enseignants et à comprendre leur sens sous-jacent, et veillez à ce que mon attitude ne soit pas défensive ni angoissée. Aidez-moi à collaborer et à me montrer aimable. En revanche, permettez-moi de demeurer convaincu que mes enfants ne sont pas imparfaits, mauvais ou désordonnés, de résister fermement à l'idée de leur donner un traitement médicamenteux. Je vous en prie, mon Dieu, aidez-moi à trouver de véritables solutions qui les amèneront à briller, à apprendre, à grandir, à bien s'entendre avec les autres et à être heureux. Merci, et amen.

Prière pour s'inciter à faire de l'exercice

Archange Raphaël, je sais que vous vous souciez de la santé physique de mes enfants tout autant que moi. Nous savons tous deux que l'exercice physique leur procure de grands bienfaits. Je vous prie de vous immiscer dans leurs rêves ce soir pour faire naître en eux la résolution de s'adonner régulièrement à l'exercice. Offrez-leur un avis clair qu'ils pourront comprendre facilement sur le type d'exercice susceptible de leur plaire tout en leur étant bénéfique. Veuillez les inciter à bien prendre soin d'eux, et aidez-nous à trouver le temps et l'argent dont nous aurions besoin pour mettre en œuvre ce régime d'exercices sans attendre. Merci.

Prière pour la paix et le bonheur dans la famille

Archange Uriel, je crains que ma famille ne soit pas heureuse. Pourriez-vous nous porter secours immédiatement ? Puisque cette situation touche chaque membre, je vous prie d'entrer en chacun de nos cœurs pour y dissiper les résidus de la peur. Veuillez annuler nos erreurs de pensée et effacer les conséquences de ces erreurs. Aidez-nous à avoir les uns sur les autres un regard empreint de l'amour divin. Aidez-nous à nous affranchir de l'intolérance et à renoncer au blâme et au ressentiment. Je sollicite l'intervention des anges gardiens de chacun des membres de ma famille, afin qu'ils apportent la paix et le bonheur chez nous !

Prière pour pardonner à vos enfants indigo

Seigneur, je vous prie de m'aider. Il me semble que j'éprouve à l'égard de mes enfants des sentiments et des pensées teintés par la colère. Faites en sorte que j'évacue ces toxines de mon esprit et de mon cœur. Je vous prie de me seconder afin que je renonce à ces sentiments hargneux. Faites que je cesse de me blâmer et que je ne rejette pas le blâme sur l'autre parent de mes enfants. Au lieu du reproche et de la colère, je désire sincèrement une guérison. Je souhaite la paix de Dieu. Je sais que vous êtes à mes côtés en ce moment et j'implore votre secours pour qu'ainsi je ressente votre bienveillance. Je remets la situation entièrement entre vos mains, confiant que l'esprit divin de Dieu a déjà envisagé la solution. Merci infiniment !

Prière pour apaiser les enfants indigo irritables

Archange Michaël, mes enfants paraissent très irritables. Je sais que toute colère émane de la peur, et je demande que vous dissipiez la peur qui est à l'origine de cette colère. Veuillez aider mes enfants à percevoir l'humour de leur situation, à rire, à lâcher prise et à jouer. Veuillez leur permettre de renoncer au reproche et au ressentiment, et de les remplacer par la compassion et la patience. Je demande que vous me libériez, moi aussi, de toute impatience que je pourrais projeter sur eux. Et, je vous en prie, indiquez-nous ce que moi-même ou mes enfants pourrions faire ou modifier afin que la situation soit plus sereine et empreinte d'amour. Amen.

Prière pour améliorer la mémoire

Mon Dieu, j'invoque maintenant les anges de l'intelligence. Je fais également appel aux lumières de Thomas Edison, d'Albert Einstein et de tous les autres génies qui reflètent la lumière et l'amour sublimes de Dieu. Qu'ils viennent à mes enfants maintenant ! Veuillez faire en sorte que ces derniers développent la mémoire dont je les sais doués. Veuillez les guider afin qu'ils prennent de saines habitudes alimentaires, de sommeil et d'exercice qui entretiendront leur excellente mémoire.

Prière pour obtenir de meilleures notes

Je demande aux anges gardiens de mes enfants leur appui et leur intervention. Il semble que leurs notes ne correspondent pas à leur potentiel véritable et à leur intelligence naturelle. Je remets cette situation entièrement entre les mains de Dieu et entre les vôtres, confiant que vous saurez ce qu'il faut faire. Veuillez m'indiquer clairement comment procéder pour que mes enfants prennent plaisir à apprendre, à terminer leurs devoirs correctement et à temps, à adopter de bonnes habitudes d'études et à obtenir de bons résultats aux examens. Je sais, intimement, qu'ils sont créés à l'image de Dieu et qu'ils font donc partie de la conscience divine douée d'une intelligence infinie. Je vous en prie, faites en sorte que mes enfants aiment apprendre. Amen.

Prière pour les amitiés des enfants

Mon Dieu, je vous prie d'aider mes enfants à nouer et à entretenir des amitiés saines. Veuillez les aider à attirer à eux des amis merveilleux, affectueux et sains. Veuillez faire en sorte qu'ils surmontent leur timidité ou leurs craintes et qu'ils se montrent à leur tour de bons amis. Veuillez leur enseigner à être loyaux, généreux et fidèles envers leurs amis. J'invoque maintenant les anges gardiens de nouveaux amis merveilleux pour mes enfants et vous prie de les réunir tous. Merci, et amen.

Prière pour résoudre les conflits découlant de la garde partagée

Bienheureuse Sainte Vierge, je vous invoque maintenant. Je sais que vous protégez tous les enfants de la Terre, et je sollicite votre aide pour les miens. Veuillez intervenir quant aux droits de visite de mes enfants avec leur autre parent. Veuillez garantir qu'ils seront bien traités, physiquement et sur le plan affectif, au cours de leurs rencontres. Veuillez m'aider à remettre entre les mains de Dieu les anciennes rancœurs vis-à-vis de l'autre parent de mes enfants ou les jugements que je porterais encore sur lui. J'implore votre énergie de guérison douce et puissante pour qu'elle leur assure un lien tendre avec leurs deux parents. Amen.

Parler des anges avec vos enfants

Plusieurs parents me demandent quelle est la meilleure manière d'aborder la question des anges et de la spiritualité avec leurs enfants. Je conçois que ceux-ci savent déjà que les anges existent grâce à leur expérience personnelle. Tout petits, plusieurs d'entre eux ont vu des anges, des proches disparus ou des « amis invisibles ». Et ils se souviennent de ces rencontres. Bon nombre d'enfants indigo continuent à vivre des expériences paranormales, sans toutefois savoir comment en discuter avec vous. Ils craignent peut-être que vous les jugiez étranges ou dingues s'ils les divulguaient.

S'il s'agit de tout-petits, trouvez un livre d'images sur les anges et demandez-leur, en montrant l'illustration : « Tu sais ce que c'est ? » Puis, laissez-les parler librement de ce qu'ils ressentent.

S'il s'agit d'enfants plus âgés, vous pouvez dessiner ensemble des images d'anges en leur demandant, l'air de rien : « Tu as déjà vu un ange, toi ? »

Dans le cas d'adolescents, offrez-leur une cassette audio ou un livre sur les anges, et attendez leur réaction. Ou encore, écoutez ensemble une chanson sur les anges, visionnez un film sur ces créatures célestes ou regardez à la télévision l'émission *Touched by an Angel.* Par la suite, discutez de vos réactions et de vos expériences personnelles. Plusieurs parents emmènent leurs jeunes enfants et leurs adolescents à mes séminaires sur les anges afin de s'informer ensemble sur ces êtres.

Si vos indigos pressentent que ce qui a trait aux anges vous inquiète, ils ne se sentiront pas vraiment à l'aise d'en discuter ouvertement avec vous. Parlez à cœur ouvert de ces craintes avec eux. Vous découvrirez peut-être que leurs angoisses émanent du fait qu'ils perçoivent, grâce à leurs facultés extrasensorielles, des esprits dans leur chambre à coucher ou dans leurs rêves la nuit. Si tel est le cas, apprenez-leur à invoquer l'archange Michaël, qui guide les esprits égarés vers la lumière. Enseignez-leur les méthodes de protection et de purification psychique décrites dans ce chapitre. Et par-dessus tout, enjoignez les anges gardiens de vos enfants de les affranchir de leurs frayeurs.

Le travail sur l'énergie subtile d'enfants colériques

Lorsque vos enfants se mettent en colère, une aura rougeoyante irradie autour d'eux, semblable à des braises ardentes. La colère est le propre de l'homme, et il n'est pas réaliste de penser que nous pouvons l'éviter entièrement. En tant que parent, cependant, il est possible d'atténuer la morsure de la colère à l'aide du travail sur l'énergie subtile. Pour ce faire, visualisez d'abord que vous portez un grand vase empli d'une lumière bleue liquide. Ensuite, sondez mentalement le champ énergétique de vos enfants en restant à l'affût du rougeoiement. Quand vous le percevrez ou le pressentirez, versez un peu d'énergie liquide sur celui-ci. Voyez ou sentez la vapeur pétiller au moment où l'eau apaise cette teinte cramoisie.

Pénétrer les rêves de vos enfants

Si vous éprouvez des difficultés à communiquer avec vos enfants indigo, vous pouvez avoir avec eux une conversation cœur à cœur dans leurs songes. Voici deux moyens d'y arriver :

1. Par le biais d'échanges dans le rêve. Avant de vous endormir, informez votre subconscient de vos intentions.

Dites : « Cette nuit, dans mes rêves, j'ai l'intention de me faufiler dans ceux de [nom des enfants] pour échanger avec eux. Je désire que cette interaction onirique soit une expérience de guérison pour nous. »

Au réveil, peut-être aurez-vous oublié le rêve, mais vous saurez que quelque chose s'est produit au cours de la nuit. Vos enfants auront la même impression, et les signes attestant d'une guérison devraient vous apparaître immédiatement.

2. En leur parlant durant leur sommeil. Pour appliquer cette méthode, il faudra être éveillé pendant que vos enfants rêvent. Attendez jusqu'à ce que vous voyiez leurs paupières frémir rapidement ; vous saurez alors qu'ils rêvent. Ce mouvement rapide des yeux peut se produire de vingt minutes à une heure après qu'ils se seront endormis. Ou encore, mettez votre réveil pour vous sortir du sommeil une heure avant eux.

Puis, fermez les yeux et respirez profondément. Faites naître en vous l'intention ferme de vous introduire dans les rêves de vos enfants (ou d'un enfant en particulier). Par la suite, imaginez ou visualisez une scène qui vous réunit tous. Visualisez que vous guidez vos enfants avec amour et que votre interaction est sereine. Transmettez-leur le message que vous souhaitez leur faire parvenir. Par exemple, priez-les de vous traiter avec plus de respect, de conduire la voiture plus sagement ou de faire leurs devoirs. Assurez-vous de faire une pause pour écouter leurs réponses, comme s'il s'agissait d'un échange en tête à tête.

Même si vous éprouvez quelques difficultés à visualiser ou à demeurer concentré, votre intention d'échanger avec vos enfants pendant leurs rêves devrait donner des résultats tangibles. Répétez ce procédé chaque soir, jusqu'à ce que vous observiez un changement positif dans leur comportement.

Au chapitre suivant, nous nous pencherons sur les facultés extrasensorielles naturelles de vos enfants et nous examinerons comment celles-ci peuvent les aider à mieux s'adapter à la maison et à l'école. Nous aborderons aussi des méthodes favorisant l'épanouissement de ces dons spirituels.

Chapitre 5

L'intuition et les enfants indigo

Des enfants indigo, installés devant le téléviseur, passent d'une chaîne à l'autre avec la télécommande, en tir rapide, et savent instantanément s'il s'agit d'une émission qui les intéresse. Ils cernent immédiatement l'essentiel de chaque émission qui défile devant leurs yeux.

Ces jugements vifs sont le fait de l'intuition. Qu'il s'agisse d'une rencontre avec un inconnu, du choix d'une émission de télévision ou de navigation sur Internet, cette aptitude à saisir promptement l'essence de toute chose provient de la strate supérieure de l'esprit d'un enfant indigo, strate qui est associée à l'intuition.

Plusieurs indigos sont des « apprenants holographiques ». Lorsqu'une personne parle, l'enfant indigo la « sonde » et obtient l'information qui l'intéresse, un peu à la manière d'un fichier informatique que l'on télécharge. Il doit ensuite attendre que cette personne finisse de parler de cette information, qu'il a déjà téléchargée et assimilée.

En classe, les indigos s'ennuient et se montrent agités quand leur instituteur enseigne une matière qu'ils ont déjà comprise. Parfois, ils savent tout simplement que celle-ci est sans rapport aucun avec leur mission de vie et avec le mode de vie qui prévaudra sur terre lorsqu'ils seront devenus adultes.

Un sujet qui n'a aucun rapport avec votre vie arrive-t-il à soutenir votre attention ? Enfants, nous écoutions les professeurs parce qu'ils nous assuraient que les leçons nous seraient utiles... un jour. Les indigos n'éprouvent pas la même confiance aveugle vis-à-vis de ce type de promesse.

Voilà pourquoi certains parents instruisent eux-mêmes leurs enfants à la maison. Nancy Baumgarten dit de sa fille : « Llael a été instruite à la maison depuis la sixième année (elle est aujourd'hui en quatrième du secondaire). D'une part, parce qu'elle est douée de facultés intuitives requérant un programme plus pertinent dispensé avec davantage de délicatesse et de sensibilité ; d'autre part, parce qu'elle est extrêmement douée sur le plan scolaire. » Je me suis également entretenue avec des parents qui étaient enchantés des écoles Waldorf (voir la section « Ressources » à la fin de ce livre). Ces institutions offrent une approche alternative et holistique de l'apprentissage. En outre, les écoles Waldorf ne font état d'aucun cas de TDA ou de TDAH parmi leur population étudiante.

L'impulsivité et l'intuition

L'impulsivité chez les enfants est aussi liée à l'intuition. A priori, c'est un trait de caractère considéré comme une marque distinctive du TDA. Mais qu'est-ce que l'impulsivité ? Il s'agit peut-être d'une attitude qui reflète le fait de suivre son intuition et sa voix intérieure. Plutôt que de punir ou d'anesthésier ce comportement, il faudrait l'affiner et l'affûter.

L'impulsivité relève parfois d'une pensée du type : « Il me faut cet objet dès maintenant ! » Ce genre de réaction émane généralement du vide qu'engendre l'ignorance de sa mission de vie et d'une tentative désespérée de faire taire cette douleur existentielle sur-le-champ.

L'hyperactivité et l'impulsivité découlent de la sensation impérieuse qu'éprouve le petit artisan de la lumière face à sa mission de vie. Plusieurs artisans de lumière adultes font état d'un sentiment similaire, semblable à une insistance viscérale chronique. Ils ressentent le besoin impératif de « faire quelque chose » pour rendre le monde meilleur. Cette nécessité pressante traduit la certitude intérieure que le monde a besoin de leur mission dès maintenant. Bien que les indigos soient encore jeunes, que leur corps soit immature, leurs missions sont vitales pour le monde. Les déjouer ou les contrecarrer en exigeant qu'ils se livrent à des gestes insignifiants les contrarie au plus haut point. Voilà l'une des causes de leur hyperactivité.

Très souvent, l'impulsivité est en réalité une forte réaction instinctive qu'il ne faut pas empêcher. N'est-il pas normal d'avoir la bougeotte quand on est en présence d'une personne dont on sait, intuitivement, qu'elle est malhonnête ? Plusieurs enfants hyperactifs et impulsifs réagissent tout simplement à de puissantes influences qui affectent leur système nerveux.

J'ai récemment observé le phénomène chez deux jeunes garçons indigo. Ils occupaient une table dans un restaurant, au milieu d'un groupe. Les adultes buvaient ; ils étaient turbulents et tapageurs. Une musique criarde se répercutait sur les murs de stuc dépouillés. Les serveurs se précipitaient entre les tables. Bref, le tableau était, dans son ensemble, chaotique. Les deux garçons réagissaient d'une manière tout à fait prévisible selon cette dynamique. Contrairement aux adultes, qui se chloroformaient avec de l'alcool et de la nourriture, les garçons décidèrent de se lever de table et de parcourir le restaurant. Leur instinct de fuite prévalait ! Les parents n'eurent d'abord pas conscience des vagabondages de leurs petits, mais aussitôt qu'ils constatèrent l'escapade, ils leur crièrent de revenir s'asseoir. Personnellement, je n'aurais aucune envie de retourner vers quelqu'un qui vocifère. Pas vous ?

J'ai ensuite contemplé les parents qui gavaient leurs petits de desserts sucrés. Sans l'ombre d'un doute, les enfants se préparaient à une soirée tout aussi désordonnée. Leur système nerveux très sensible battrait désormais des records sur l'échelle Richter de l'hyperactivité, grâce au sucre.

Face aux situations et aux gens, les enfants indigo sont d'une sensibilité exquise. Leur intuition est extraordinairement vive, et ils perçoivent plus ardemment l'impact des émotions que ressentent d'autres personnes. Pour eux, tout prend une allure extrêmement intense. C'est pourquoi, lorsqu'ils sont dans une situation tendue où ils captent l'inquiétude ou le stress des adultes, leur système nerveux devient survolté. Ils réagissent par une sorte de gymnastique ou de mouvement pour détourner leur attention du stress en question, voire pour détourner les adultes de leurs soucis. Cela les distrait également de leurs craintes au sujet des adultes. En plus de les aider à s'évader, leurs mouvements leur donnent le temps de digérer leurs pensées et leurs sentiments. Cette stratégie de survie, nous la nommons « hyperactivité ».

On accole parfois aux indigos des étiquettes comme « exigeants » et « impatients ». Ils veulent ce qu'ils veulent, et tout de suite. Si vous les sommez d'attendre ou de se montrer patients, vous aurez droit à leur mauvaise humeur ou à leur frustration. Intuitivement, ils savent que la « manifestation instantanée » est normale. Leurs âmes prennent source dans des plans spirituels et des planètes hautement évolués, où l'on visualise n'importe quel objet ou situation dont on a besoin, qui se concrétisent aussitôt !

Ces enfants sont venus sur terre pour se souvenir des dons qu'ils savent intuitivement posséder, et pour les enseigner. Si vous demandez à votre fils et votre fille indigo ce qu'il en est de la manifestation, ils sauront exactement de quoi il est question. Ils n'en auront peut-être pas fait l'expérience encore, mais intuitivement, ils en connaissent et en comprennent déjà les principes.

Le don de la vision

Les enfants indigo excellent en manifestation parce qu'ils traitent l'information principalement par l'entremise d'images mentales. Ce sont des « visualiseurs » experts, et ils acquièrent aisément une mémoire photographique.

Les études sur le cerveau d'enfants qui souffrent du TDA ou TDAH montrent une activité et une circulation sanguines accrues dans le lobe occipital, l'aire cérébrale associée aux yeux et à la vision. Cela se révèle vrai, notamment quand ils sont concentrés sur la résolution d'un problème. Les enfants indigo pensent et apprennent sous forme d'images mentales.

Si nous comprenons le mode de pensée et d'apprentissage de nos enfants, nous pouvons dès lors mieux communiquer avec eux et les aider à étudier et à apprendre. La programmation neurolinguistique (PNL) est une branche de l'hypnothérapie qui se penche sur ces styles d'apprentissage. Les pratiquants de la PNL ont découvert que si l'on est capable de déterminer le mode d'apprentissage d'une personne (visuel, auditif ou kinesthésique), il est possible de mieux la comprendre et d'être également mieux compris d'elle.

Les gens qui ont des prédispositions visuelles sont attentifs à ce qu'ils voient autour d'eux. Quand ils rencontrent quelqu'un, ils remarquent en premier lieu les vêtements qu'il porte, sa coiffure, sa taille et les expressions de son visage. Ceux qui sont de tendance kinesthésique notent d'abord le toucher et l'odeur d'une personne étrangère, et les sentiments qu'elle suscite en eux. Un individu qui a des aptitudes auditives prête attention aux intonations de la voix, à sa mélodie, au vocabulaire, au ton et au volume des paroles.

Nous avons tous une manière première de nous relier au monde, puis une deuxième et une troisième façon de l'aborder. La prochaine fois que vous rencontrerez des inconnus, prenez note de ce qui retient le plus votre attention : leur apparence, leur odeur, ce qu'ils ressentent, les sentiments qu'ils font naître en vous, ou leur manière de s'exprimer.

Les mots que choisissent les gens sont aussi un reflet de leur prédisposition : visuelle, kinesthésique ou auditive. Donc, pour communiquer plus efficacement avec qui que ce soit, et en outre avec des enfants indigo, il faut se mettre à parler « leur langage ».

Par exemple, avec ceux qui sont de nature visuelle, employez des énoncés qui traduisent une connexion visuelle au monde, tels que :

- « Je vois ce que tu veux dire. »
- « Viens jeter un coup d'œil à ça. »
- « Peux-tu te représenter ça ? »
- « Qu'aperçois-tu dans ton avenir ? »
- « Comment vois-tu la situation ? »

Il serait également profitable de dessiner ou de faire des listes pour vos indigos visuellement orientés. Enseignez-leur à établir des objectifs pour eux-mêmes, objectifs que vous répartirez en petites étapes (par exemple, écrire une page par jour se voulant un compte-rendu de lecture), à reporter ces objectifs et ces étapes sur une grille, et aidez-les à cocher chaque étape achevée. Vous leur permettrez ainsi d'apprendre à s'organiser en leur donnant des outils visuels.

En parlant le langage de vos indigos, vous garantissez une communication claire entre vous tous. Un de mes anciens professeurs m'a raconté l'histoire d'une femme de type « visuel » dont le mari était kinesthésique.

Chaque jour, l'homme rentrait à la maison et jetait ses vêtements de travail sur la moquette du salon. Puis, il s'affalait sur le canapé pour y lire son journal, qu'il laissait immanquablement pêle-mêle sur le sol. Parce qu'il était de type kinesthésique, cet homme prenait plaisir à la *sensation* que lui procurait cette expérience, alors que sa femme, de type visuel, était horrifiée devant ce désordre *apparent* !

Elle a tout tenté pour faire comprendre à son mari que ce fatras de vêtements et de journaux l'exaspérait. En vain. Finalement, elle résolut de « parler son langage ». Elle lui dit : « Chéri, quand tu sèmes tes vêtements et tes journaux sur le sol, c'est aussi inconfortable pour moi que si je parsemais les draps de ton lit de croustilles. »

L'homme tressaillit à l'idée de la sensation désagréable de se rouler dans les croustilles. Sa femme avait enfin réussi à traduire son expérience visuelle dans le langage kinesthésique qu'il comprenait ! Par la suite, il ramassa assidûment son désordre.

Parlez ainsi à vos enfants, en usant de métaphores visuelles. Dites : « Julien, quand ton professeur me téléphone pour se plaindre que ton devoir est en retard, je me sens aussi mal à l'aise que tu le serais avec un éclairage cru (ou accoutré de vêtements laids, etc. – toute image adaptée à la personnalité de votre enfant).

Comment développer une mémoire photographique chez vos enfants

J'enseigne la clairvoyance à des étudiants de par le monde, et mon travail de base avec eux consiste à les rendre plus conscients des images mentales internes. Vous pouvez recourir au même procédé afin que vos enfants accroissent leur mémoire visuelle. Par le fait même, ils développeront naturellement une mémoire photographique.

Une « mémoire photographique », c'est la capacité de voir quelque chose dans son esprit et de le décrire dans ses moindres détails. C'est un talent précieux à l'école ! C'est presque comme tricher ou avoir sous les yeux un livre ouvert, parce que vous pouvez faire jaillir l'image mentale d'une page d'un manuel de votre banque de souvenirs visuels et la lire mentalement.

Les enfants visuels requièrent souvent le concours de leurs parents pour traduire leurs leçons en des images mentales. Par exemple, si vos enfants visuels devaient apprendre à épeler certains mots, il serait vain pour eux de tenter de les mémoriser phonétiquement parce que cette méthode fait appel à la mémoire auditive (ou mémoire de l'ouïe).

Ils réussiront beaucoup mieux s'ils focalisent leurs dons naturels sur la mémoire visuelle. Demandez-leur de visualiser le premier mot de leur liste d'épellation. Dites : « Peux-tu imaginer ce mot taillé dans la pierre ? Peux-tu le voir sculpté dans du bois ? Et aussi, fait de briques ? » Plus vos enfants en multiplieront les représentations, plus ils auront de chances de l'enregistrer dans leur mémoire à long terme. Par la suite, le jour de l'examen, ils n'auront qu'à appeler l'image de ce mot à leur esprit, puis à en recopier chaque lettre sur la page d'examen.

Cet exercice des muscles du mental visuel en compagnie de vos enfants peut aussi prendre une tournure amusante. Par exemple, montrez-leur une publicité dans un magazine, puis cachez la page. Demandez-leur de reproduire la publicité dans leur esprit et de vous en relater tous les détails qu'ils peuvent percevoir mentalement. Notez ces éléments, pour les comparer ensuite à la publicité elle-même. N'oubliez pas cependant de complimenter avec enthousiasme tous les éléments justes ou approximatifs dont les enfants se seront souvenus.

Les enfants indigo peuvent sembler maladroits ou lourdauds, ce qui leur vaudra l'étiquette « fonctionnement des habiletés motrices retardé ». Encore une fois, répétons qu'il s'agit peut-être de la première incarnation de vos enfants sur terre. Ils n'ont pas l'habitude de la densité des objets matériels sur cette planète. Sur d'autres planètes et dans les plans d'existence matériels supérieurs, la matière est plus malléable. Par ailleurs, vos enfants savent peut-être que le télétransport et la bilocation sont des facultés propres à la conscience humaine. Pourquoi donc devraient-ils s'encombrer d'un moyen de transport lourd et artificiel comme la marche ?

La parole et la lecture sembleront peut-être aussi peu naturelles aux enfants indigo, qui savent intuitivement qu'une conversation plus précise et sincère est possible par télépathie. Un jour, une mère est venue me confier que son fils de six ans n'avait jamais parlé. Les tests pour déceler l'autisme, une surdité ou une mutité n'avaient révélé aucun handicap physique chez l'enfant.

Psychiquement, je me suis mise à l'écoute de ce garçon, et ses anges me dirent : « Il parle *effectivement* à sa mère sans cesse. Il emploie simplement la communication par l'esprit. Sa conversation lui paraît si limpide qu'il ne ressent pas le besoin d'utiliser sa bouche pour parler. Cela lui semblerait redondant. »

J'ai transmis cette interprétation à la mère, et elle s'est mise à sangloter. « Oui, oui, c'est vrai ! Je sais que mon fils et moi communiquons par télépathie, mais je n'avais jamais lu à ce sujet, je me sentais complètement isolée ! Je n'ai personne à qui parler de cela. Merci de me l'avoir confirmé. »

Les remarquables facultés intuitives des indigos découlent en partie de leur focalisation visuelle. Ils remarquent chaque petit tic facial, chaque mouvement du regard ou chaque geste de leurs interlocuteurs. En conséquence, ils ne les regarderont pas droit dans les yeux, et ceux-ci en concluront que les enfants ne prêtent pas attention. Pourtant, ces derniers les « entendent » à un niveau très profond !

Les enfants indigo sont souvent de fins psychologues. Vous interrogez-vous sur le degré d'intégrité de votre nouveau patron ou de votre fiancé ? Demandez à un enfant indigo. Pour autant que vous consentiez à admettre la vérité, vous l'entendrez « de la bouche des enfants ».

Le pouvoir de la visualisation

Les enfants indigo sont doués de puissants pouvoirs de manifestation auxquels ils ont accès au travers de leurs facultés visuelles supérieures. La visualisation est une méthode ancienne permettant de créer des expériences et des objets matériels. Les premiers comptes-rendus faisant état de la visualisation remontent à l'Égypte antique. La physique quantique et les neurosciences nous fournissent désormais des preuves scientifiques attestant de l'influence de l'intention humaine sur la matière.

De fait, vous avez à la maison un puissant petit créateur ! Mes parents le savaient et, en ce qui concerne mon frère Ken et moi-même, ils ont misé sur cette aptitude. Mes parents nous faisaient souvent venir dans la salle de séjour, où ils nous demandaient de visualiser en leur compagnie. Mon souvenir le plus vivace est celui de l'achat d'une nouvelle voiture. Ma famille cherchait à en acquérir une, et mon père posa sur le dessus de notre téléviseur une voiture miniature du modèle dont ils rêvaient tous les deux. Puis, mes parents nous demandèrent de nous la représenter mentalement, grandeur nature, tranquillement garée dans notre entrée. En quelques mois, cette vision s'est concrétisée, et nous fûmes en possession d'une nouvelle voiture libre de toutes dettes.

J'aimerais mieux voir les parents passer du temps avec leurs enfants à leur apprendre à visualiser, plutôt que d'être englués à la télé ou de leur lire des histoires pour les endormir. Il est important d'apprendre, à vous-même et à vos enfants, les techniques de la manifestation par la visualisation. Enseignez à vos tout-petits comment harnacher leurs dons spirituels en ce monde de densité. Voilà l'une de vos missions divines, mission à laquelle vous avez consenti avant que votre âme n'accepte de devenir parent d'un enfant indigo !

Quelques projets de visualisation parent-enfant

Invitez vos enfants à fabriquer eux-mêmes un « tableau des rêves » sur lequel ils colleront des coupures de magazines ayant trait à tout ce qu'ils rêvent d'être, de posséder ou de faire. Ne limitez pas, ni ne culpabilisez, ceux qui entretiennent des visées matérialistes, qui choisissent des images de gens au physique attrayant ou qui découpent des illustrations de voitures dispendieuses. Il s'agit là d'une « expression primaire », d'une base d'où partir. Vos indigos se rendront bientôt compte que ces objets peuvent bien sûr *contribuer* au bonheur, mais qu'ils ne le *font* pas ! Et ils se mettront par la suite à visualiser et à manifester des idéaux plus spirituels.

Faites en sorte que vos enfants visualisent et manifestent le fait d'avoir d'excellentes notes et des prix à l'école, et cela se produira. Comme conte pour s'endormir, incitez-les à visualiser qu'ils s'entendent bien avec leurs camarades et leurs professeurs à l'école, et il en sera ainsi. Enseignez-leur à envisager ce qu'ils *veulent*, et non ce qu'ils ne désirent pas.

Jouez avec eux au jeu qui consiste à « repérer » les déclarations négatives chez l'autre. Par exemple, les complaintes et les expressions du type « C'est déplorable ». Complimentez ou récompensez les vôtres chaque fois qu'ils s'expriment positivement.

Le matin d'un examen, éveillez l'optimisme chez votre enfant en lui faisant répéter : « Je vais réussir ! » et « Mon esprit est super clair aujourd'hui ! ». Vous pouvez tous deux visualiser ses succès à l'examen et vous décrire l'un à l'autre vos visions. Ce procédé consolidera l'habitude d'envisager des issues positives (chez vous deux), une aptitude qui peut être appliquée en toute circonstance.

Faites l'éloge des talents spirituels de vos enfants

Plus que de toute autre chose, les enfants indigo ont besoin du soutien affectif de leurs parents, notamment en ce qui concerne leurs dons de clairvoyance. Le soutien parental amènera l'enfant à reconnaître la beauté de ses talents spirituels, plutôt que d'avoir honte d'être « différent ».

Le cas de Jane illustre parfaitement ce principe. Elle m'avoua ce qui suit :

> Lorsque ma fille Leah, aujourd'hui âgée de quatorze ans, avait quatre ans, elle me dit avoir eu une conversation avec Dieu avant d'en venir à la présente incarnation. Puis, à l'âge de neuf ans, elle vit des anges immenses. Ils l'ont effrayée, et du coup, elle s'est fermée. Elle voit aujourd'hui ce qu'elle appelle des « scintillements », des étincelles de lumière. Elle les perçoit partout, mais a désormais accepté leur apparition comme un aspect normal de son existence.
>
> À certains moments, la vie est un réel défi pour elle, parce qu'elle l'aborde d'une manière très différente de ses pairs. Elle se demande souvent pourquoi elle est elle-même différente à ce point, et je lui réponds alors : « Tu te distingues par la beauté de ton âme. Ton énergie se situe à un niveau autre que celui des gens qui t'entourent. Tu vibres à une fréquence à laquelle ils ne vibrent pas encore à l'heure actuelle. » Dans la vie, elle souhaite avoir un impact positif sur le monde et se relier à celui-ci.

Chapitre 6

Guérir l'insomnie et les visions terrifiantes

Le sommeil exerce une influence cruciale sur l'humeur et le comportement de votre enfant. Les études scientifiques et mes entrevues avec les enfants indigo montrent une corrélation certaine entre la qualité du sommeil et la présence de symptômes du TDA et du TDAH chez l'enfant.

Les enfants indigo avec qui je m'entretiens, ainsi que leurs parents, affirment invariablement que l'insomnie leur pose problème. « Impossible de mettre mes enfants au lit avant minuit ! » disent les adultes. « Mes enfants restent éveillés toute la nuit ! » « Ils voient des visages et des personnages terrifiants dans leur chambre à coucher, ils ont beaucoup trop peur pour arriver à s'endormir ! »

Les indigos eux-mêmes sont bien conscients de la valeur d'une bonne nuit de sommeil. L'un d'eux, Alec, l'exprime à sa manière : « Si je ne dors pas suffisamment, je suis maussade et comme amorti. »

Un autre, Elizabeth, affirme : « J'ai toujours besoin d'une bonne dose de sommeil, environ huit heures. Si je ne dors pas assez, je suis complètement dans les vapes et somnolente toute la journée. »

Dawn, quant à elle, déclare : « Si je manque de sommeil, je suis exténuée toute la journée. Je n'ai aucune énergie, aucune envie de faire quoi que ce soit. Je suis simplement léthargique. Mais si j'ai une nuit de sommeil idéale, neuf heures pour moi, je me réveille pleine d'entrain à l'idée de la journée qui s'annonce. »

Alec, Elizabeth et Dawn ont également souligné que le fait de *trop* dormir les rendait presque aussi somnolents que de ne pas dormir assez. Un bon équilibre des habitudes de sommeil s'avère donc essentiel pour l'humeur et le niveau d'énergie d'un enfant indigo.

Les scientifiques ont filmé les schémas de sommeil des enfants ayant reçu un diagnostic de TDA ou de TDAH. Ils ont ainsi découvert que ces derniers ont un sommeil plus actif et plus agité que celui d'autres enfants. Des scientifiques français rapportent ceci : « Des perturbations du sommeil peuvent engendrer des symptômes du trouble déficitaire de l'attention avec hyperactivité (TDAH) chez les enfants. » L'insomnie constitue non seulement un *symptôme* du TDAH, mais encore une *cause* des symptômes qui mèneront à ce diagnostic. Un phénomène est rarement à la fois la cause et l'effet. Mais ici, quel cercle vicieux !

Nous savons tous, par expérience personnelle, l'importance d'une bonne nuit de sommeil. N'êtes-vous pas mieux concentré et de meilleure humeur après une nuit reposante ? Les enfants ne sont pas différents.

Selon le Dr John W. Shepard Jr. de l'Institut pour les troubles du sommeil de la Clinique Mayo, la privation de sommeil peut également perturber la mémoire de l'enfant indigo, son temps de réaction et sa capacité d'attention. Shepard affirme que les gens fatigués sont aussi plus enclins à l'impatience et moins interactifs dans leurs rapports sociaux. C'est pourquoi vos indigos doivent impérativement profiter d'une bonne nuit de sommeil.

Le cerveau humain produit et emmagasine la sérotonine (substance chimique cérébrale qui régule l'humeur et les niveaux d'énergie) au cours du sommeil paradoxal, cycle où se produisent des mouvements oculaires rapides (R.E.M. en anglais). Si l'anxiété, l'inquiétude, les drogues viennent troubler notre sommeil, nous n'obtenons pas suffisamment de ce sommeil paradoxal. Et en son absence, nous nous réveillons au matin épuisés et irritables. Plusieurs jeunes présentant de faibles taux de sérotonine tendent aussi à faire pipi au lit, et un nombre significatif d'enfants portant l'étiquette TDAH font de même.

Nous avons également des envies d'hydrates de carbone, comme pour nous autoanesthésier du fait de notre réserve de sérotonine diminuée. Dans ce type de situation, l'enfant aura tendance à choisir des hydrates de carbone sucrés et à fort taux de lipides ; le sommeil est donc indispensable pour atténuer le cycle des symptômes.

Certains des effets secondaires du Ritalin, tels l'insomnie et un rythme cardiaque accéléré, entravent le sommeil. Par ailleurs, les stimulants alimentaires entrent aussi en ligne de compte : le sucre, le chocolat, les boissons gazeuses contenant de la caféine, les édulcorants artificiels et la gomme de caroube (un ingrédient contenu dans la plupart des « glaces » sans produits laitiers). Et ces substances nuisent assurément aux cycles du sommeil.

Ryan affirme : « Je ne dors plus depuis que j'ai seize ans, parce que plusieurs psychiatres m'ont prescrit des médicaments. J'ai d'abord pris du Prozac. Si j'ai consulté un psychiatre, c'est parce que je ne me sentais pas heureux ; j'étais déprimé. Je m'entendais très mal avec les autres car, au secondaire, les adolescents sont extrêmement cruels. Ils me traitaient comme une merde. Je ne pouvais pas supporter d'avoir à les côtoyer. Alors, on m'a donné du Prozac, et depuis, je suis insomniaque. »

Les exercices aérobiques (courir, sauter, nager, etc.) moins de trois heures avant le moment du coucher peuvent aussi provoquer de l'insomnie. Paradoxalement toutefois, si vos enfants font de l'exercice au milieu de la journée, ils dormiront mieux que s'ils n'en avaient fait aucun.

S'inquiéter du lendemain (des petites brutes à l'école, des examens, etc.) cause aussi de l'insomnie. Pour contrer cela, aider vos petits à fabriquer un « coffret de Dieu » pour leur chambre à coucher. N'importe quelle sorte de boîte fera l'affaire, même une vieille boîte à chaussures. Vous pouvez la décorer de bandes de tapisserie ou d'illustrations découpées dans des revues.

Enseignez-leur ensuite à remettre leurs angoisses entre les mains de Dieu avant de s'endormir, chaque soir. Inscrivez pour eux la crainte ou le souci sur un bout de papier que vous déposerez ensuite dans le coffret. Ce faisant, ils cesseront d'être angoissés et s'endormiront.

Comme version alternative du coffret de Dieu, placez les peurs inscrites sur des bouts de papier dans le congélateur pour qu'ainsi elles soient gelées ! Plusieurs personnes constatent de petits miracles lorsqu'elles inscrivent leurs préoccupations ou leurs problèmes sur une feuille de papier qu'elles placent ensuite au congélateur pendant quelques semaines. Une petite indigo écrivit le nom d'un garçon qui l'embêtait, puis congela le papier. Au bout de quelques jours, il cessa de la harceler.

Assurez-vous que vos jeunes aient toujours à leur disposition sur leur table de chevet des feuilles de papier vierge et des stylos pour qu'ils puissent y transférer leurs soucis.

L'insomnie causée par les visions terrifiantes

Le phénomène qui m'a le plus étonnée au cours de mes entrevues avec les indigos et leurs parents, c'est le nombre considérable d'entre eux qui souffrent d'insomnie parce qu'ils perçoivent des entités ou d'autres visions terrifiantes dans leur chambre à coucher. Il s'agit là d'un phénomène d'un tout autre type que les chimères des petits qui voient le croquemitaine dans le placard ou un alligator sous le lit. Les indigos ont des visions effrayantes, semblables à celles du jeune héros du film *Le sixième sens.*

Ils voient véritablement des visages monstrueux et des créatures cauchemardesques la nuit. Pourriez-vous trouver le sommeil si vous vous saviez en présence de personnages peu recommandables qui, dans la pénombre, vous fixent pour Dieu sait quelle raison ? Les parents de plusieurs indigos font la sourde oreille à leurs frayeurs en soutenant qu'il n'y a pas de monstres dans leur chambre et en les incitant à se rendormir. Étendus dans leur lit, tout seuls, ces petits prient donc que ces créatures ne s'emparent pas d'eux au milieu de la nuit, et leur sommeil devient intermittent et agité.

Par ailleurs, j'ai aussi rencontré des parents compréhensifs qui viennent de loin pour assister à mes ateliers et se renseigner sur le phénomène. Ils m'implorent de leur donner des réponses : « Que faire pour aider mon enfant ? Elle voit constamment des esprits noirs dans sa chambre ! » Ces parents ne remettent pas en question la véracité des visions de leurs enfants. Ils cherchent simplement à savoir ce qu'il faut faire.

Je leur enseigne donc à travailler avec l'archange Michaël (tel qu'il est décrit au chapitre 4). Tout enfant qui a l'âge de se plaindre de visions terrifiantes a aussi l'âge d'appliquer des mesures préventives. Prenez-le dans vos bras et dites-lui : « Appelons ensemble l'archange Michaël. »

Puis, vous pouvez répéter en chœur : « Archange Michaël, veuillez venir à moi maintenant pour éloigner les créatures qui ne sont pas mes anges ou mes esprits-guides. Veuillez les emmener, eux et tout ce qui m'effraie, vers la lumière sur-le-champ. » Demeurez un instant en silence, respirez bien, puis demandez à votre enfant si il ou elle a senti ou vu quelque chose. Il est fort probable que, tous deux, vous aurez perçu la puissante présence de l'archange

Michaël. En comparant vos expériences mutuelles, vous pourrez accroître votre foi.

Vous pouvez aussi faire jouer la face « *Evening* » de ma cassette audio *Chakra Clearing*. On y trouve une méditation apaisante qui favorise le sommeil (les gens me répètent constamment qu'ils tombent endormis avant la fin de l'enregistrement). Cette cassette comporte aussi l'énergie purificatrice de l'archange Michaël.

Ma belle-fille indigo, Nicole, se souvient de son insomnie d'enfant déclenchée par des visions sinistres et négatives durant la nuit. Elle a découvert par elle-même que si elle gardait à l'esprit l'image d'un cœur gravé du mot *amour* en son centre, les visions se dissipaient et elle glissait dans le sommeil. L'amour garantit que les ténèbres ne nous atteignent pas !

Pour illustrer encore cette prise spirituelle de pouvoir que peuvent accomplir vos enfants indigo, Nancy Baumgarten m'a fait parvenir ce compte-rendu bouleversant au sujet de sa fille, Llael :

> À l'âge de huit ans, Llael ne se sentit pas bien un soir et alla se coucher tôt. J'étais assise sur le sol, occupée au téléphone, quand elle fit irruption dans la pièce tout affolée : « Fais-les partir ! Des petits démons rouges me poursuivent ! » J'ignore où elle avait entendu parler de démons, ou ce qu'ils étaient censés avoir l'air, car je ne lui en avais certainement jamais parlé et je fais particulièrement attention à la suggestibilité des petits enfants ou à la susceptibilité des entités négatives.
>
> Je lui certifie qu'elle doit toujours garder à l'esprit qu'il est possible de se débarrasser de tout ce qu'elle ne veut pas dans son entourage en déclarant très fermement : « Va-t'en ! tu n'es pas admis dans mon espace. Seuls ceux qui sont de la lumière et de l'amour du Christ peuvent demeurer en ma présence. » Ou quelque chose du genre. Elle le fait et m'assure que tout va bien depuis.

Assainir une pièce

Plusieurs personnes font passer la cassette *Chakra Clearing* dans les pièces de la maison qu'elles souhaitent purifier. Pour le faire, mettez le magnétophone à volume moyen, puis quittez la pièce. Plus tard, lorsque vous y retournerez, vous sentirez une différence dans la qualité d'énergie. La pièce semblera plus chaleureuse, plus heureuse et pure.

Voici quelques procédés permettant d'assainir la chambre à coucher de vos enfants indigo pour qu'ils ne soient pas troublés par des visions terrifiantes :

Entourez votre maison d'une lumière blanche

Chaque soir, avant de vous endormir, visualisez que la maison tout entière est enveloppée d'une lumière blanche. Non seulement le procédé purifiera-t-il l'énergie de votre domicile, mais il érigera une barrière qui gardera les visiteurs indésirables à distance.

Repeignez les murs, nettoyez les moquettes

Cela fonctionne particulièrement bien si vous soupçonnez que la chambre à coucher de votre enfant est occupée par quelqu'un qui a autrefois habité votre maison ou votre appartement.

Purifiez l'endroit par la nature

Faites brûler de la sauge séchée (vous en trouverez dans la nature, chez un herboriste ou dans les boutiques ésotériques) pour épurer l'énergie de la chambre à coucher. Pour un meilleur résultat, ou si votre enfant n'apprécie pas l'odeur de la sauge, vous pouvez aussi recourir à d'autres substances naturelles :

Les cristaux. Disposez des quartz (du quartz rose, de l'améthyste) ou des sugilites (cristaux) à côté du lit de votre enfant. Et suspendez un cristal clair dans la fenêtre de la chambre.

Les plantes. Assurez-vous qu'il y ait des plantes en pot vivantes près de la chambre de vos enfants. Celles à larges feuilles sont indiquées pour assainir. Au cours de la nuit, la plante absorbera l'énergie de la peur qui se dégage du corps de vos enfants, et ils s'en sentiront rafraîchis au matin. En outre, elle diffuse de l'oxygène, que les recherches associent à une capacité accrue de se focaliser et de se concentrer.

L'alcool à friction, l'eau de mer ou l'eau salée. Disposez un bol au centre de la pièce et emplissez-le d'alcool à friction, d'eau de mer ou d'eau dans laquelle vous aurez versé du sel de mer. Le liquide absorbe la négativité de l'air, tout en purifiant les chakras de vos petits.

Quelques méthodes inspirées du Feng Shui pour soulager l'insomnie

Vos enfants souffrent peut-être inutilement de l'insomnie parce que la disposition, ou *Feng Shui*, de leur chambre à coucher leur cause de l'anxiété, affirme Terah Kathryn Collins, auteure de trois ouvrages sur le Feng Shui, dont *The Western Guide to Feng Shui – Room by Room* (Hay House, 1999). Le Feng Shui se rapporte à l'organisation à donner à notre environnement pour améliorer notre vie ; il nous démontre l'importance de la disposition des éléments de notre foyer.

Lors d'une entrevue avec elle, cette spécialiste m'a déclaré :

> Avant de donner du Ritalin à leurs enfants, les parents devraient d'abord changer leur literie. La plupart des draps, des couvre-lits et des décorations dans la chambre sont beaucoup trop stimulants. Ils

comportent souvent les couleurs primaires les plus criardes : le rouge, le jaune, le bleu. Bon nombre de chambres d'enfants sont remplies de représentations de superhéros, de personnages fictifs ou de voitures qui volent, tombent, circulent ou courent autour de la pièce.

Je demande alors aux parents : « Dormiriez-vous dans cette pièce ? » Généralement, ils ne songeraient même pas à dormir dans la chambre de leurs propres enfants parce que les motifs colorés et les décorations ne sont pas reposants. Au lieu d'agrémenter la chambre à coucher de nos enfants de couleurs primaires tapageuses, il faut plutôt choisir ce que je nomme « des teintes de gros ourson ». Celles-ci comportent un vaste éventail de coloris chair et de tons riches, tels le brun chocolat, le pêche, le jaune pâle et le lilas.

Il faut également disposer les miroirs loin de leur lit, car ils sont aussi très stimulants et tendent à tenir la chambre « en éveil » toute la nuit. Les miroirs sont aussi susceptibles de les effrayer, car ils y voient des images reflétées qu'ils croiront être des fantômes ou des monstres.

Des dizaines d'animaux en peluche qui fixent vos enfants dans la pénombre de leur chambre à coucher revient à un excès de bonnes choses. Vos petits auront probablement baptisé tous leurs animaux en peluche et, de ce fait, des énergies fragmentaires de l'âme reviennent vers eux depuis ces jouets, comme s'ils étaient doués de vie. Pour finir, assurez-vous que les images sur les murs inspirent le calme, qu'il n'y ait pas de gravures terrifiantes ou menaçantes, comme des sorcières ou des lutins malfaisants. Les enfants réagissent très bien aux portraits des parents, des grands-parents et d'autres adultes affectionnés disposés dans leur chambre, car ceux-ci les sécurisent et ils se sentent protégés tout au long de la nuit.

La chambre d'enfant doit donc être propice au calme et au repos. Et tant mieux si les ordinateurs peuvent être à l'écart de cette pièce et si les devoirs se font ailleurs ! Mieux vaut concevoir la chambre à coucher comme un espace sacré voué à la détente, au repos et au sommeil.

Les enfants indigo et le monde de l'invisible

Les enfants indigo hypersensibles réagissent aux propriétés physiques de leur chambre à coucher. En outre, ils sont aussi influencés par ses éléments intangibles. La musique, l'éclairage et les parfums peuvent exercer un impact considérable sur les schémas de sommeil, l'humeur et le niveau d'énergie de vos enfants.

La musique

Depuis l'époque de Pythagore, dans la Grèce antique, l'humanité a employé la musique comme agent de guérison. Il peut être préoccupant de constater que la musique préférée de nos jeunes exacerbe au contraire la dépression, l'hostilité ou l'anxiété. Dans de tels cas, j'ai toujours incité les parents à s'asseoir avec leurs enfants et à leur demander gentiment s'ils pouvaient écouter leur musique ensemble. Une fois la pièce terminée, ils peuvent s'enquérir doucement du sens qu'elle a pour eux et demander de leur préciser ce que disent les paroles.

J'ai découvert que je peux établir une connexion avec mes deux fils et mes deux belles-filles, tous indigos, en me tenant au courant des succès musicaux de l'heure. Je regarde des vidéoclips sur une chaîne télévisée spécialisée et je syntonise les stations de radio populaires. Et vous savez quoi ? J'aime bien presque tout ce que j'entends et ce que je vois. J'échange des CD avec mes fils et mes belles-filles, et nous chantons ensemble.

Certains airs véhiculent néanmoins une énergie négative. Si mes enfants se mettaient à écouter compulsivement de la musique comportant des thèmes sinistres, je scruterais de près leur comportement. S'ils se mettaient à se vêtir tout de noir, si mes belles-filles portaient du rouge à lèvres noir, si leur corps se voûtait et leur regard devenait fuyant, j'aurais avec eux une bonne conversation. Car il s'agit là des signes d'une dépression.

La dépression chez les jeunes est gravement endémique. À l'heure actuelle, plus de 2,5 millions d'enfants sont sous antidépresseurs. Méconnue et non traitée, la dépression ne conduit que trop fréquemment au suicide, l'une des premières causes de décès chez les jeunes. Par surcroît, les chercheurs affirment que la dépression peut susciter l'inattention et l'impulsivité, des symptômes du TDAH.

Si vous croyez que vos enfants souffrent de dépression, faites d'abord appel à la prière. Par exemple :

> *Dieu bienveillant, je crains que mes enfants ne souffrent de dépression. Veuillez apaiser mon angoisse pour que je puisse entendre clairement votre avis sur la manière de mieux les aider. Mon Dieu, Esprit saint, Jésus et les archanges Michaël, Raphaël et Uriel, je vous prie d'intervenir dans leur cœur. Aidez-les à se libérer de l'obscurité qui les prive de la joie et de leur vitalité. Je vous en implore, aidez-les à être joyeux et sereins. Merci, et amen.*

Si vous décelez chez eux un comportement suicidaire grave, ou s'ils font des remarques sur la mort, faites appel à une aide professionnelle. Même les psychologues certifiés ont recours à une aide extérieure si leurs propres enfants sont suicidaires, parce qu'ils sont souvent incapables de secourir un proche ou un ami souffrant de dépression clinique.

En revanche, si la musique est exempte d'idéation suicidaire et d'éléments lugubres, il est démontré qu'elle est utile à la méditation. Dans des circonstances stressantes, les scientifiques ont observé que la musique ralentit le rythme cardiaque et calme les comportements nerveux. Les études ont également montré que la musique nous ouvre à nos facultés psychiques. Par ailleurs, il est établi qu'elle altère la perception de l'effort au cours de séances d'entraînement.

Dans une étude menée à l'hôpital Schneider pour enfants à New York, la musique a également amélioré les rendements en arithmétique chez les enfants étiquetés de TDAH. Les chercheurs en ont conclu que la musique est apte à procurer une stimulation additionnelle qui dynamise les enfants et les incite à un meilleur rendement. Donc, si vos enfants indigo insistent pour écouter de la musique rythmée en faisant leurs devoirs, c'est peut-être qu'ils comprennent intuitivement leur besoin de stimulation, qu'ils comblent par la musique.

Il serait peut-être amusant de vous joindre à des « cercles de tambours » en compagnie de vos enfants indigo. En principe, ces cercles sont formés d'un groupe de personnes assises en rond, battant un tambour ou agitant des maracas. Chaque membre du groupe joue suivant son propre rythme, mais au bout d'un moment, ces tempos disparates se synchronisent. Une étude récente a établi que les cercles de tambours accroissent l'immunité et, ce faisant, assurent une santé plus robuste face au stress.

Et puis, c'est amusant ! Mon mari, Steven, m'y a initiée après avoir étudié le chamanisme et les pratiques spirituelles des cultures autochtones. La première fois, j'étais un peu intimidée – je me demandais si je jouais assez bien. Mais après quelques instants, mes inhibitions se sont envolées et j'y ai vraiment pris plaisir. Nous avons souvent participé à des cercles de tambours avec nos enfants ou nos amis, et tous apprécient le sentiment d'unité qu'ils procurent.

L'éclairage

L'éclairage dans la chambre à coucher de vos enfants influe aussi sur leur humeur et leur niveau d'énergie. S'ils étudient dans leur chambre, il leur faut un éclairage suffisant près de leur bureau. Une ampoule à trois intensités devrait fournir un éclairage adéquat.

Il est essentiel qu'ils soient protégés des éclairages de la maison et des lumières de la rue au moment de dormir. Les anges m'ont appris que même une lumière douce dans la chambre peut interférer légèrement avec un sommeil profond. Si vos tout-petits insistent pour avoir une veilleuse, qu'elle soit aussi tamisée que possible et loin de l'alignement avec leur tête quand ils dorment. Fermez la porte de leur chambre pour bloquer les perturbations possibles par l'éclairage ou le bruit de la maisonnée. Assurez-vous que leurs rideaux ou leurs stores bloquent adéquatement les lumières et les bruits de la rue.

N'oubliez jamais la grande sensibilité de vos enfants indigo à l'environnement, dont l'éclairage. En fait, celui-ci agit sur leur capacité de se concentrer et de focaliser. Daniel P. Reid, auteur de *The Tao of Health, Sex, and Longevity*, estime que l'éclairage fluorescent et le manque de lumière solaire (ce qu'il appelle « la privation chronique d'ultraviolets ») sont des facteurs en partie responsables de l'hyperactivité.

Reid souligne :

> Lorsqu'on a remplacé les éclairages au néon par des lumières à spectre complet dans les salles de classe ordinaires où des anomalies comportementales graves avaient été observées, la violence et la tension extrême ont disparu en quelques semaines après le changement d'éclairage, et des enfants « à problème » sont devenus des élèves modèles. Les résultats positifs furent constatés dans chaque salle de classe testée.

Dans la même veine, Jeffrey Freed, M.A.T., auteur de *Right-Brained Children in a Left-Brained World*, affirme que plusieurs enfants souffrant du TDA sont excessivement sensibles aux conditions d'éclairage. Il écrit : « J'ai remarqué que plusieurs de ces élèves ont de la difficulté à se concentrer à l'école à cause de l'éclat presque douloureux de l'éclairage. » Il explique que la lumière crue des classes crée des reflets sur les pages de leurs manuels de lecture et suscite des distractions supplémentaires qui rendent la concentration difficile. En conséquence, il note : « L'enfant rapporte que les mots se confondent, et la frustration qui s'ensuit mène à une lecture médiocre. »

Daniel Reid est du même avis que Freed, mais il suppose aussi que les lumières clignotantes du téléviseur irritent les enfants et induisent l'hyperactivité, ce qui peut également provoquer de l'insomnie. Reid cite une étude où des rats furent placés six heures par jour à côté d'un téléviseur couleur recouvert d'un épais papier noir, de sorte que seul le rayonnement invisible passe au travers. Les rats sont devenus hyperactifs et extrêmement agressifs, des symptômes qui subsistèrent pendant au moins sept jours. Reid présume que « les dommages que cause le rayonnement de l'appareil ne sont pas le fait du spectre visible, mais bien de la radiation invisible qu'il émet. »

Les odeurs

Vous avez certainement entendu parler de l'aromathérapie, cette méthode alternative qui fait appel aux huiles essentielles et aux essences florales pour influer positivement sur la santé, l'humeur et les niveaux d'énergie. Eh bien, la science confirme aujourd'hui les effets puissants de l'odeur et de l'aromathérapie. Des études récentes démontrent, par exemple, que le parfum de la lavande possède des effets sédatifs et relaxants mesurables.

Pour que vos enfants dorment mieux et se détendent, fabriquez-leur ou achetez-leur un « oreiller de repos ». Ce type d'oreiller est composé de soie, rempli de graines de lin et parfumé à l'huile essentielle de lavande. Les magasins de produits naturels, les studios de yoga et les centres ésotériques vendent aussi des oreillers pour les yeux (petits et allongés) ou des « oreillers de rêve ».

Mais il suffit de répandre de l'huile essentielle de lavande (en vente dans toute boutique de produits naturels) sur les taies d'oreiller et les draps de vos enfants pour obtenir des résultats similaires. L'huile de racine de valériane est également réputée comme sédatif efficace.

Mes enfants indigo adorent la fragrance de l'encens Nag Champa, dont la formule a été conçue en Inde à l'intention de l'avatar spirituel (maître) Sai Baba. Son parfum enivrant possède aussi des propriétés relaxantes.

Les enfants indigo sont d'une sensibilité extrême aux odeurs. Si les vôtres se plaignent qu'ils n'aiment pas l'odeur d'une substance, croyez-les ! Ils ont probablement une conscience plus fine des odeurs que nous les adultes, et le fait d'arguer avec eux ou de penser qu'ils font du théâtre ne mène à rien. Aidez-les plutôt à organiser leur chambre à coucher et leurs autres espaces, et à y mettre des parfums agréables d'origine naturelle (puisque les fragrances artificielles ont tendance à aggraver les symptômes du TDAH).

Le toucher

En raison de leur sensibilité innée, vos enfants indigo ont fortement conscience du degré de confort des meubles, de la literie et des vêtements. Leur refus de porter la moitié de leur garde-robe, sous prétexte que les vêtements piquent ou serrent, vous agace peut-être, mais il s'agit là de problèmes tout à fait recevables dans le monde matériel où nous vivons. La plupart des indigos n'aiment pas les tissus synthétiques, car ils exècrent tout ce qui n'est pas naturel. Le coton à 100 %

leur convient mieux, notamment le coton de type biologique, exempt d'odeur, de pesticides ou d'autres substances chimiques auxquelles ils sont souvent allergiques.

Comme je le mentionnais précédemment, Terah Kathryn Collins, la spécialiste du Feng Shui, a observé que la literie de la plupart des enfants est colorée trop vivement et que ces coloris sont tellement stimulants qu'ils empêchent les petits de dormir ! Je me souviens, enfant, de mes draps représentant des personnages du film *Le magicien d'Oz.* Je me contorsionnais dans tous les sens pour arriver à ne pas toucher la méchante sorcière, dont l'image était disséminée partout sur mes draps et mes taies d'oreiller.

J'ai aussi remarqué que les ensembles de draps pour enfants sont fabriqués de tissus rudes, grossiers. Plutôt que de dépenser de l'argent à décorer la chambre de vos indigos de photos du dernier film ou de gravures de la plus récente bande dessinée, pourquoi ne pas investir dans un assortiment de draps confortables ? Un drap de coton en microfibres serait un cadeau hautement apprécié.

Assurez-vous aussi que leur lit soit assez long pour s'ajuster à leur corps en croissance. Essayez les oreillers : sont-ils confortables ? Et comment sont les couvertures ? Et plus important encore : enquérez-vous de leur opinion sur le confort de leur lit. Incitez-les à donner des détails. Lorsque je l'ai fait pour mon fils Grant, j'ai découvert qu'il préférait dormir sur des couvertures de velours, plutôt que dans des draps. Je l'ai donc emmené dans les magasins, et nos liens affectifs se sont même resserrés, car nous avons cherché tous deux en rigolant la texture douce qui lui plairait en palpant couverture après couverture. La qualité de son sommeil s'est considérablement améliorée depuis.

Les fréquences électromagnétiques

Comme je l'ai souligné dans ce livre, les enfants indigo sont d'une exquise sensibilité sur les plans émotif et physique. Ils ne comprennent peut-être pas pourquoi ils sont hyperactifs, mais ils perçoivent, inconsciemment, les stimulants et les irritants qui, dans l'environnement, les indisposent. Ils subissent également les effets d'appareils à piles ou électriques. (Bon nombre d'entre eux constatent que les montres qu'ils portent cessent de fonctionner et que les appareils électriques se brisent ou ne marchent plus en leur présence.)

Les fréquences électromagnétiques, ou FEM, sont l'un des irritants que l'on retrouve dans leur chambre à coucher. Plusieurs études ont établi une corrélation entre les FEM et des affections physiques graves. Vos enfants indigo souffrent peut-être d'une surstimulation de leur système nerveux central à cause d'appareils électriques placés près de leur lit.

Il faut impérativement éloigner de leur lit tout objet portant une charge électrique ou à piles. Assurez-vous aussi que le téléviseur, le réveil électrique, le téléphone, le répondeur et l'ordinateur sont à une distance d'au moins deux mètres du lit. Et comme nous l'avons mentionné auparavant, les perturbations du sommeil sont associées à une augmentation des symptômes du TDAH.

Bonne nuit !

Les méthodes spirituelles de purification et de protection sont de magnifiques présents à offrir à vos enfants. En leur enseignant ces techniques, vous leur prouvez d'abord que vous les comprenez vraiment. En second lieu, vous leur démontrez votre amour ; et enfin, vous les initiez au travail avec les anges, ce qui les soutiendra tout au long de leur enfance, de leur adolescence et de l'âge adulte.

L'enfant indigo Dawn partage avec nous la manière dont ses perceptions extrasensorielles l'ont aidée à se sentir en sécurité, protégée :

Beaucoup de mes rêves sont des présages de ce qui s'en vient dans les jours qui suivent. Par exemple, quand mon petit ami m'a trompée, il m'a fallu un mois pour le découvrir. Mais au cours de ce mois, j'avais des rêves récurrents qui me le révélaient. Je ne savais pas d'où cela pouvait sortir, parce que je croyais être très heureuse avec lui. Puis j'ai découvert le pot aux roses et je me suis dit : « Ouf ! J'aurais bien dû écouter les signes. »

J'ai aussi eu d'autres expériences mystiques. Par exemple, je n'avais jamais rencontré mon grand-père, mais tout le monde dans la famille faisait l'éloge de sa générosité et de sa bonté. À l'âge de sept ans, alors que j'étais assise dans le corridor, j'ai tout d'un coup perçu une silhouette verte et diffuse. Pour une raison mystérieuse, je n'ai pas eu peur. J'ai entrevu brièvement son visage et j'ai su qu'il s'agissait de lui. Il me laissait savoir qu'il était là et qu'il me protégeait. Je me sens définitivement en sécurité, tout à fait prémunie contre quoi que ce soit. Je sais aussi que des anges m'entourent en tout temps. Dans notre monde, je sens que l'on veille bien sur moi, parce qu'il ne m'est jamais arrivé aucun mal. Je ne me suis jamais fracturé de membre ; je n'ai jamais eu d'accident de voiture. Je touche du bois, mais je n'ai pas l'impression d'en avoir besoin.

Quand les enfants indigo savent que Dieu, les anges et leurs parents veillent sur eux, ils ont la certitude que tout va bien.

Chapitre 7

L'exercice : l'art de modifier naturellement la chimie du cerveau et le comportement

Et si la science nous concoctait une pilule apte à soulager instantanément la dépression et l'anxiété, tout en aidant à perdre du poids, à vivre plus longtemps et à être heureux ? Et si cette pilule était à la disposition de tous, sans nul besoin d'ordonnance et à un coût tout à fait raisonnable ? Tous les médias du monde se jetteraient sur cette découverte miraculeuse. Les gens se bousculeraient pour l'acheter !

Et pourtant, elle existe déjà, et son efficacité est étayée par d'innombrables études scientifiques. Elle se nomme l'exercice. Les études démontrent que l'exercice, surtout de type aérobique – la course, le jogging, la natation, monter des escaliers, faire du vélo ou de la marche rapide –, augmente la production de *sérotonine* et d'autres neurotransmetteurs.

Plusieurs spécialistes du TDA ou du TDAH ont déclaré ceci : « Si les enfants faisaient du jogging une ou deux fois par jour, nous pourrions éventuellement éliminer le besoin de Ritalin. » Et pourtant, du fait que l'exercice n'est pas source de profits pour les compagnies pharmaceutiques, on ne fait pas la réclame de la forme physique avec autant de véhémence que celle des stimulants.

Selon les centres pour le contrôle et la prévention des maladies, près de la moitié des jeunes Américains âgés de douze à vingt et un ans ne s'adonnent pas régulièrement à une activité physique vigoureuse. Seulement 19 % des élèves du secondaire pratiquent une activité physique pendant vingt minutes ou plus, cinq jours par semaine, durant les cours d'éducation physique. Environ 14 % des jeunes gens rapportent n'avoir fait récemment aucun exercice physique. L'inactivité prévaut chez les filles (14 %), par rapport aux garçons (7 %) ; elle est plus répandue chez les Afro-Américaines (21 %) que chez les Caucasiennes (12 %). Par ailleurs, la participation à tous les types d'activité physique décroît considérablement avec l'âge.

Parmi les élèves du secondaire, la participation quotidienne aux cours de gymnastique a chuté de 42 % à 25 % entre 1991 et 1995. Des mesures bien conçues dans le milieu scolaire et qui visaient à accroître l'activité pendant les cours d'éducation physique se sont avérées malgré tout efficaces. Le soutien de la famille et des amis est associé de manière cohérente et positive à une activité physique régulière.

Depuis des années, je recommande l'exercice à mes clients qui souffrent de troubles de l'alimentation ou de dépression, me fiant à mes expériences personnelles et cliniques. Après tout, plusieurs troubles de l'alimentation sont déclenchés par de fortes émotions ainsi que par des envies compulsives de nourriture régies par la production de sérotonine. Étant donné que l'exercice aide sur les deux plans, ceux qui s'entraînent régulièrement sont davantage susceptibles de se guérir de troubles de l'alimentation.

Je fais de la course à pied six à sept fois par semaine, je m'entraîne avec des poids trois fois par semaine et je m'adonne régulièrement au yoga. Habituellement, au départ d'une course, je me sens molle, je n'en ai pas vraiment envie. Pendant les cinq à dix premières minutes, mes pieds et mon corps semblent lourds et inertes. Mais à un moment de la course, je sens ma respiration s'approfondir, et mes poumons se remplissent à capacité. Mon corps se détend, et mon pas s'allonge. C'est le moment magique où j'ai l'impression de glisser sans effort sur l'air.

Après ma course, je me sens transportée et détendue. Tous mes soucis, toutes mes préoccupations me paraissent futiles. J'ai l'impression que tout est sous contrôle, ou du moins bien entre les mains de Dieu. À ces moments-là, je me demande souvent *comment une personne peut se sentir bien si elle ne fait pas d'exercice régulièrement.*

Se résoudre à faire de l'exercice

Je suis tout à fait réaliste. Je sais bien que la plupart des gens pensent que l'exercice est ennuyeux, pénible et qu'il exige un investissement de temps. Je me dis souvent la même chose ! Les enquêtes du gouvernement américain montrent que 60 % d'entre nous ne font pas suffisamment d'exercice. D'autres sondages indiquent que la majorité d'entre nous estime que la santé et une silhouette attrayante sont des objectifs valables. Pourtant, nous ne sommes pas disposés à fournir les efforts requis pour les atteindre.

J'estime que de telles attitudes émanent d'un principe du comportement humain que confirment des études psychologiques : placé devant le choix d'achever deux tâches, la première importante mais difficile et la seconde, insignifiante mais aisée, la plupart d'entre nous choisiront de terminer la seconde d'abord, pour ensuite ne jamais mener à bien cette priorité qui aurait exigé plus d'efforts. C'est pourquoi tant de livres et de mémoires de maîtrise ne sont jamais rédigés, tant de remises demeurent sens dessus dessous, tant de projets de jogging ne se concrétisent jamais. Parce que d'autres intérêts rivalisent pour occuper notre temps précieux.

Nous remettons à plus tard des tâches importantes parce que notre ego (ou soi inférieur) craint que nous nous consacrions à notre mission de vie. Chaque fois que nous travaillons à améliorer notre existence, ou celle des autres, l'ego s'insurge. Il se livre à des « stratégies d'atermoiement », à des moyens de perdre notre temps pour que nous ne nous souvenions pas de qui nous sommes et de la raison de notre venue sur terre.

Dès lors, un dilemme insoluble s'impose à chacun de nous : si nous ne travaillons pas à notre mission de vie, le bonheur persiste à nous fuir. Alors, nous nous sentons vides et honteux. Chaque fois que nous perdons notre temps, le sentiment intime que nous serions censés faire quelque chose ayant un sens plus profond et une portée plus vaste nous tenaille.

Non pas que se détendre en compagnie d'amis ou de la famille soit une perte de temps. En fait, chaque fois que nous nous consacrons à une activité inspirée par l'amour, il s'agit d'un aspect de notre mission de vie. L'ego, lui, nous attire vers des gestes basés sur la peur, telles les dépendances et les obsessions. Ces actions minent notre énergie et notre estime de soi.

Pourquoi l'exercice est indispensable aux enfants indigo

S'ils ne se sentent pas bien physiquement ou sur le plan affectif, ces enfants le savent clairement. Ils comprennent que quelque chose « cloche ». Ils auront alors recours à la nourriture, à l'alcool, à la cigarette, au shopping, à l'amour romantique, à Internet, aux jeux vidéo ou à des doses massives de télévision. A priori, ces activités influeront positivement sur leur humeur et modifieront la chimie de leur cerveau. Cependant, les hauts sont immédiatement suivis de bas catastrophiques. C'est pourquoi les indigos cherchent ailleurs leur bonheur.

L'exercice de type aérobique, et exempt de rivalité, est l'un des éléments qui leur permettent de gérer leurs humeurs naturellement. Le régime alimentaire et le sommeil jouent assurément un rôle essentiel dans la réduction des symptômes du TDA et du TDAH. Mais l'exercice constitue un facteur clé, car s'ils doivent renoncer à certains aliments dont ils ont encore envie, ils trouveront le moyen de les obtenir et de s'en régaler. À l'instar de toxicomanes qui s'autoadministrent leurs drogues, les enfants indigo rusés qui ont un désir impératif de sucre... mettront la main sur du sucre. Si vos enfants se sont alimentés de cochonneries leur vie entière, il n'est pas réaliste de croire que vous pourrez vous imposer et modifier abruptement leurs habitudes alimentaires.

Par ailleurs, en associant la guérison spirituelle (à l'aide de la thérapie angélique et de la prière) et le régime d'exercices qui convient à vos enfants, vous pouvez concrètement les aider à éliminer leurs envies d'aliments malsains. Celui qui s'adonne régulièrement à l'exercice se met à désirer des aliments plus sains et voit son goût de nourritures mauvaises pour la santé s'amenuiser. De ce fait, vos enfants n'auront pas à lutter contre leur appétit, et vous n'aurez plus à vous chamailler avec eux à propos de ce qu'ils doivent avaler ou pas.

En outre, des études ont démontré que l'exercice accroît la qualité du sommeil et réduit l'insomnie. Seule exception à ce principe : l'exercice effectué moins de trois heures avant l'heure du coucher. Dans ce cas, le rythme cardiaque et la température du corps s'élèvent trop pour permettre de s'endormir facilement.

Faire de l'exercice un jeu

Vos enfants associent fort probablement l'exercice à leur cours d'éducation physique à l'école. L'expérience s'avère généralement tout à fait pénible, puisque les indigos ont tendance à être timides, sensibles, voire à souffrir d'une phobie des contacts sociaux. Les entraîneurs les contraignent à courir et leurs camarades les taquinent ou les bousculent. Pas étonnant qu'ils réagissent mal à cette idée !

Afin d'aider vos enfants à surmonter ces sentiments, optez pour une séance de gymnastique divertissante : louez un tandem, ramez ensemble en chaloupe ou faites une longue randonnée en famille. Suggérez-leur d'écouter de la musique tout en faisant leur gymnastique. Au moins deux études majeures ont révélé que la musique atténuait le sentiment de corvée associé à l'activité physique et fait passer le temps plus vite.

D'habitude, je cours à l'extérieur, ce qui convient tout à fait aux indigos, puisque les études démontrent que le soleil et le grand air stimulent la production de substances chimiques cérébrales euphorisantes, telle la sérotonine. Puisque l'exercice cardiovasculaire favorise lui aussi la production de sérotonine, le sport à l'extérieur donne donc droit à une double dose. Par contre, si le temps n'est pas clément, je cours sur un tapis de jogging. À ces moments, j'adore regarder des vidéoclips pour me divertir et m'encourager.

Voici quelques stratégies pour inciter vos jeunes à adopter un régime d'exercices :

- Offrez-leur un abonnement à une revue mensuelle qui traite du conditionnement physique. Il faut en choisir une qui les motivera.
- Achetez-leur une bonne paire de chaussures adaptées au type d'exercice qu'ils ont choisi ainsi que des chaussettes pour la course.
- Faites la tournée des boutiques de sport où l'on trouve de l'équipement athlétique ; par exemple, vélos et tapis de jogging à bon marché.
- Assistez à des rencontres sportives, à des joutes de

basket-ball ou à des matchs de tennis en compagnie de vos enfants afin d'attiser leur intérêt pour le sport. À défaut de cela, regardez-les à la télé.

- Donnez-leur des raisons de s'adonner à l'exercice en leur offrant, par exemple, une petite allocation ou un nouveau CD. Il est également important de complimenter leurs efforts.
- S'il s'agit d'adolescents ou de jeunes adultes, devenez membres d'un club sportif. Vous passerez ainsi plus de temps ensemble et pourrez vous entraîner tout près l'un de l'autre.
- Le présent le plus précieux à offrir à vos enfants, ce sera probablement de pratiquer vous-même une forme d'exercice. Que vous en soyez conscient ou pas, ceux-ci observent tout ce que vous faites et y réagissent. Parfois, en contre-réaction, ils feront l'opposé, mais quelquefois, ils vous imiteront. Mes parents sont friands de sports, et ils m'ont définitivement incitée à adopter un mode de vie sain.
  Déterminez à quel moment de la journée votre niveau d'énergie est à son apogée, et entraînez-vous à ce moment.

L'exercice à l'orientale

Le yoga, le taï chi et les autres disciplines orientales peuvent s'avérer particulièrement précieuses pour les enfants indigo, surtout s'il faut leur apprendre à se concentrer et à se focaliser. Ces arts leur enseignent aussi à se centrer afin que, lorsqu'ils sont bouleversés, ils aient en main des outils pour s'autogérer. Par une attention centrée sur le souffle et le mouvement, ils apprennent à devenir maîtres de leurs pensées et de leur corps.

Plusieurs instituts de yoga offrent des cours pour enfants et pour jeunes adultes. J'ai constaté que le yoga facilite la méditation et nous amène à nous débarrasser des schémas de pensée négatifs. Il est d'un secours particulièrement précieux pour tous ceux qui se plaignent de difficultés à méditer du fait que leur esprit est trop agité ou turbulent, ou qui s'endorment durant la méditation.

Quand mes fils étaient petits, je les ai inscrits à des leçons de taï chi. Ils ont adoré et, en prime, leurs notes se sont améliorées immédiatement !

Si vous craignez que vos enfants n'aient pas la détermination ou la patience de se mettre à un régime d'exercices, et de persévérer, demandez donc le concours des cieux. Voici une prière à cet effet :

> *Mon Dieu, et anges gardiens de mes enfants, veuillez les aider à trouver le type d'exercice qui leur plaira et qui donnera un sens à leur vie. Veuillez les guider de sorte qu'ils comprennent clairement le type de sport qui conviendra le mieux à leur personnalité et à notre mode de vie. Aidez-moi à les motiver, sans les contrôler ; à les inspirer, sans intervenir dans leur programme d'exercices. Merci infiniment, et amen.*

Chapitre 8

Des enfants nature dans un monde artificiel

De temps à autre, le cinéma nous offre un film sur une créature à l'état sauvage, un être humain qui a grandi dans la forêt et qui, plus tard, tente de s'adapter à notre société moderne. À titre d'exemple, citons le film *Seul au monde*, où Tom Hanks joue le rôle d'un homme qui a difficilement réintégré le monde après avoir été naufragé pendant des années sur une île déserte. On retrouve un thème similaire dans les productions où un personnage venu du passé se retrouve vivant à l'ère contemporaine.

Ces films illustrent les difficultés rencontrées par une personne ayant grandi dans la simplicité et qui tente de composer avec notre société technologique complexe. Les enfants indigo affrontent, pour ainsi dire, des obstacles similaires. Bien sûr, ils se sont adaptés à la technologie informatique, mais, pour l'essentiel, ils comprennent mal les choses de notre monde.

Se connecter à la nature

Notre âme aspire à retrouver la nature. Très souvent, nous passons notre existence enfermés dans des édifices, sous des éclairages au néon, à respirer un air ressassé par la climatisation. Les jours défilent, sans que nous ayons aucun contact avec l'herbe ou les arbres. Des études démontrent que le corps humain a besoin de la lumière du soleil et d'air frais. Selon bon nombre d'études scientifiques, la vie au grand air est non seulement indispensable à une santé optimale, mais elle soutient également notre capacité de concentration et d'attention, et favorise notre sommeil.

Puisque l'exercice est essentiel au bien-être des enfants indigo, mieux vaut qu'ils s'y adonnent à l'extérieur. Courir sur un tapis de jogging diffère tout à fait du jogging effectué dans un parc. En outre, l'activité à l'extérieur fait appel à un nombre plus grand de muscles. Et puisque le soleil, l'air frais et l'exercice produisent tous de la sérotonine, lorsque nous nous entraînons en pleine nature, nous obtenons donc le maximum de bienfaits que procure cette substance cérébrale euphorisante.

Les enfants indigo dont la mission de vie touche à l'environnement ont un besoin absolu d'être en contact avec Mère Nature. Il leur faut passer du temps seuls à marcher et à réfléchir dans la verdure. Si vous habitez près de sentiers où ils peuvent faire des randonnées, incitez-les à cela ! Voilà le véritable temple, la vraie église, la salle de classe où vos petits prieront et apprendront. Si vous habitez une ville dénuée de sites naturels, songez à envoyer régulièrement vos indigos dans une ferme appartenant à des proches, ou dans un camp sauvage.

Gabrielle Zale, une psychothérapeute pour enfants qui soigne par l'art, la musique et le théâtre, se souvient de l'influence de la nature sur quelques-unes de ses étudiantes :

> Les filles qui fréquentent ma clinique ont créé un tableau magnifique, dans le cadre d'un projet de groupe. Pour chacune d'elles, le thème de cette peinture était invariablement la paix. Les jeunes filles peignirent une

scène d'hiver avec des couleurs sereines, le bleu et le lilas, de la neige blanche, un ruisseau tumultueux et un arbre coloré. Chacune contribua à l'ensemble de la toile en utilisant un point focal fluide. Cette œuvre fut finalement suspendue dans le hall d'entrée.

Un jour, je leur ai demandé : « Si vous pouviez créer un lieu, dans cet édifice même, qui n'appartienne qu'à vous, comment serait-il ? » Voici les mots qu'elles employèrent : « Un lieu de paix », « Un endroit pour se détendre », « Un endroit neutre » et « Un coin tranquille où dessiner ou peindre ». Après avoir entendu tout ça, nous sommes allées dans la montagne pour ramasser des noix de pin, des morceaux de bois et des pierres. J'ai découvert que ces enfants aimaient la nature et s'épanouissaient en présence de l'énergie de la Terre Mère et de l'influence amérindienne.

Les enfants indigo ultrasensibles

Vos enfants indigo vous semblent impossibles à vivre, et vous ne savez plus à quel saint vous vouer, car tout semble les faire réagir.

Considérez plutôt les choses de leur point de vue à eux. Ils ressentent tout si intensément que c'en est parfois douloureux. Ils sont assaillis par les émotions qu'ils captent chez les autres, et de ce fait, ils évitent les environnements intimes où ils risqueraient d'avoir une conversation en tête à tête. Par exemple, dans le bureau du conseiller en orientation, ils se fermeront complètement parce qu'ils savent intuitivement que celui-ci souffre d'un trouble de la personnalité. Ils absorbent les formes-pensées de peur que les autres entretiennent, et leur système s'embourbe. Si vous pensez que c'est ce qui perturbe vos enfants, assurez-vous de leur enseigner la technique d'aspiration décrite au chapitre 4.

Ces enfants se montrent très exigeants quant au confort de leurs vêtements et de leurs chaussures. Tout petit, mon fils Chuck passait son temps à retirer ses habits. Il se plaignait que les vêtements « normaux » étaient inconfortables, et passait ses journées en survêtement. Même alors, il étirait à n'en plus finir le col de son sweat-shirt pour ne pas qu'il lui serre le cou. Par ailleurs, certains de ces jeunes se plaignent que l'étiquette sur le col de leur chemise les irrite ou les pique.

Bon nombre d'enfants indigo souffrent d'allergies. Les tissus synthétiques et les pesticides contenus dans le coton peuvent provoquer des démangeaisons, donner de l'urticaire et des rougeurs, causer de l'asthme et de l'anxiété. Si vous croyez que c'est ce dont souffrent vos enfants, essayez les vêtements fabriqués de coton naturel. Étant donné la sensibilité de leur peau, ils peuvent également avoir des réactions allergiques aux détergents pour la lessive (à l'exception de ceux qui sont vendus dans les boutiques de produits naturels).

Les additifs chimiques

Parce que vos indigos présentent une extrême sensibilité et qu'ils s'adaptent difficilement aux substances chimiques, il vous faudra peut-être acheter des détersifs pour la maison en tenant compte de cette particularité.

Selon l'Académie nationale des sciences (National Academy of Sciences) et l'Académie américaine de pédiatrie (American Academy of Pediatrics), les enfants sont plus sensibles que les adultes aux effets nocifs des toxines environnementales. Ces deux organismes s'entendent à dire que les substances chimiques toxiques peuvent déclencher, sinon aggraver, les troubles du comportement.

Par surcroît, selon dix-sept études en double aveugle, les colorants alimentaires aggravent les symptômes du TDAH chez l'enfant (dont l'hyperactivité, l'impulsivité et l'inattention). Cette recherche démontre également que, lorsque les colorants ou autres additifs alimentaires sont éliminés de l'alimentation, les symptômes du TDAH décroissent ou disparaissent.

Comme nous le mentionnions plus tôt, plusieurs indigos ont des facultés paranormales qui touchent également le sens olfactif, ou la faculté de percevoir les odeurs. Ce don instinctif, Mère Nature nous l'a accordé afin que nous repérions les aliments avariés et que nous détections le danger (le feu, par exemple). Puisque nous dépendons moins de nos instincts pour nous garder hors de danger, et davantage de la technologie ou du gouvernement, nous nous sommes dissociés de notre sens de l'odorat.

Nous avons toléré que nos eaux de Cologne ou nos produits de nettoyage répandent des parfums forts, et nous avons même décidé que nous « aimions » ces fragrances. Pour leur part, les enfants indigo, avec leurs instincts intacts et leur faculté olfactive à l'état naturel, ne supportent pas les odeurs synthétiques. Il leur faut des produits de nettoyage inodores, ou encore ceux qui sont fabriqués à partir de procédés organiques et d'essences florales.

Barb, une institutrice qui enseigne au primaire depuis dix-neuf ans, nous confie ce qui suit :

> Depuis le début de ma carrière, les enfants ont radicalement changé. Quand j'ai commencé à enseigner, je n'entendais que rarement parler de Ritalin. Aujourd'hui, un nombre endémique d'enfants prennent ce médicament pour arriver à affronter le système scolaire ou, devrais-je dire, pour que le système scolaire puisse les affronter !
>
> Avec le nombre croissant d'élèves par classes et les exigences du nouveau programme d'études, ces enfants se voient imposer une situation stressante qu'ils sont incapables de gérer, et leurs professeurs ne savent que faire d'eux.

Par leur comportement, ces jeunes expriment clairement leur besoin d'air frais, d'exercice, d'une nourriture saine, de temps passé à jouer plutôt qu'à regarder la télé, d'attention de la part de leurs parents et de moins de stress. Je n'ai jamais vu d'enfant mal se comporter sans raison.

En tant qu'adultes dans leur vie, nous avons beaucoup à apprendre de ces indigos, qui sont doués d'une sagesse qui va bien au-delà de leurs années... Si seulement nous décidions de les écouter.

Désintoxiquer le corps

Les anges nous incitent à désintoxiquer notre corps. Vous et vos enfants indigo découvrirez peut-être avoir déjà reçu des exhortations intuitives à modifier votre alimentation et votre mode de vie. Il s'agit de messages bien réels que vous transmettent vos anges gardiens, et non du fruit de votre imagination.

Les anges nous enjoignent de cesser de consommer des toxines par le biais de nos aliments, de nos boissons et de nos produits de toilette. Les toxines réduisent également notre niveau d'énergie et induisent une certaine léthargie. Elles nuisent à notre capacité de capter clairement les messages des cieux et contrecarrent notre croissance spirituelle.

Voici les principales toxines que les anges nous demandent d'éviter :

- **Les viandes, la volaille et le poisson contaminés par les hormones et les pesticides**
  Puisque pratiquement toute la chair des animaux et leurs dérivés (le lait, les œufs, le fromage, etc.) contiennent des traces d'hormones et de pesticides, songez à adopter une alimentation végétarienne ou quasi végétarienne, qui consiste à ne

consommer des produits animaux que deux ou trois jours par semaine. Si vous en consommez toutefois, achetez des produits laitiers « biologiques » et de la volaille et des œufs provenant de poulets élevés en plein air et exempts d'hormones. Ces aliments sont en vente dans les boutiques de produits naturels. On y trouvera de même de merveilleux substituts à la viande et à la volaille, tels le seitan, le gluten, le tempeh et le tofu. Le régime végétarien a beaucoup évolué au cours des cinq dernières années. Si vous n'avez pas cuisiné de repas végétarien depuis un moment, refaites l'expérience – ces substituts sont délicieux et presque identiques à la viande.

- **Les pesticides sur les fruits et les légumes**
  Essayez de vous alimenter d'une nourriture exclusivement biologique. Demandez à votre épicier de s'approvisionner en denrées agricoles biologiques, ou faites vos courses dans une boutique de produits naturels qui vend des fruits et des légumes « bio ». Par contre, selon Vimala Rodgers, auteure de *Vegetarian Meals for People On-the-Go* (Hay House, 2002), si vous devez manger des fruits et des légumes non organiques, lavez-les avec du vinaigre de cidre de pomme : c'est un merveilleux dissolvant naturel de pesticides.

- **Les toxines dans les boissons**
  Les anges nous prient d'éliminer, ou du moins de réduire considérablement, notre absorption d'alcool, de caféine et de boissons gazeuses. Buvez de l'eau de source, non de l'eau « potable », car ils conseillent de boire de l'eau dans sa forme la plus naturelle possible. Optez pour des jus de fruits

fraîchement extraits, parce que la force vitale des fruits quitte le jus vingt minutes après son extraction. Le jus de fruits concentré ou réfrigéré possède de bonnes vitamines, mais il n'est pas doué des propriétés vivantes du jus fraîchement extrait.

- **Les nitrates**
  Évitez les viandes fumées, tels les viandes froides, la saucisse et le bacon. De délicieux substituts fabriqués à partir de soja ont l'apparence, le goût et l'odeur des viandes qu'ils imitent. Plusieurs épiceries fines en vendent, comme la plupart des boutiques de produits naturels.

- **Les toxines dans les produits de toilette**
  Évitez le sulfate lauryl de sodium, un catalyseur de nitrates, et le propylèneglycol, un antigel industriel. Lisez les étiquettes sur vos crèmes, votre dentifrice, vos articles de maquillage et vos shampoings. La compagnie Weleda fabrique l'un des seuls dentifrices qui soit exempt de sulfate lauryl de sodium parmi ses ingrédients (ses dentifrices au « gel végétal » et à la calendula sont merveilleux). Les magasins de produits naturels offrent une grande variété d'articles non toxiques. Assurez-vous tout de même de lire la liste des ingrédients, parce que certains d'entre eux, soi-disant naturels, contiennent du sulfate lauryl de sodium et d'autres substances toxiques.

- **Les toxines dans les produits de nettoyage**
  Évitez le N-cocoyldéthanolamide, le diéthanolamine, le sulfate lauryl de sodium, le sulfate laureth de sodium, le suif et les parfums synthétiques. Les

magasins de produits naturels offrent des nettoyants et des détersifs naturels et efficaces. Évitez l'eau de Javel et les articles faits de papier javellisé, comme les serviettes de papier.

- **Les polluants**
  Si vous fumez, essayez de vous libérer de cette habitude compulsive. Évitez les exhalaisons et la fumée des fumeurs. Assurez-vous d'ouvrir les fenêtres de votre maison et de votre bureau quotidiennement pour faire circuler l'air. Dans le choix de votre lieu de résidence, de travail ou de loisirs, tenez compte des facteurs de pollution. Par exemple, un jour que je cherchais à acheter une maison, les anges m'indiquèrent clairement de renoncer à une propriété qui se trouvait trop près de l'autoroute, sur la côte Pacifique. « Les émanations des pots d'échappement vont t'empoisonner, car tu seras trop près. »

Vous pouvez accélérer le processus de désintoxication en absorbant une grande quantité de liquides, en dormant suffisamment, en faisant de l'exercice et en respirant l'air pur. Le jus d'herbe de blé, qu'offrent la plupart des buvettes et des magasins de produits naturels, est capable d'extirper rapidement les métaux et les polluants de votre corps.

Au risque de paraître un peu ésotérique, je préciserais ici que les anges disent collaborer avec nous pour élever la fréquence vibratoire de notre corps. Tout comme une corde de violon qui vibre plus rapidement avec les notes plus aiguës, nous gravissons la gamme, nous aussi. Le phénomène nous permet de suivre l'accélération de la fréquence vibratoire de la Terre.

Cela ne signifie pas que nous courons à gauche et à droite toute la journée, ou que nous sommes plus occupés et pressés. Une élévation de la fréquence vibratoire signifie que nous devenons moins denses et plus sensibles aux fréquences supérieures et plus subtiles des royaumes angéliques. Par le fait même, nous sommes plus intuitifs, plus créatifs et naturellement dynamiques.

Si vous sentez le besoin d'éliminer certains aliments ou des boissons de votre alimentation, demandez mentalement à vos anges gardiens de guérir vos envies compulsives (et celles de vos indigos) pour qu'ainsi vous ne ressentiez pas le manque. Vous serez alors étonnés de la facilité avec laquelle vous délaisserez ces aliments et ces boissons toxiques. Chaque semaine, je rencontre des gens qui m'affirment que les anges ont fait disparaître, ou diminuer considérablement, leurs envies d'alcool, de sucre, de pain blanc, de chocolat, de boissons gazeuses, de nicotine et autres poisons. J'en ai moi-même fait l'expérience : mes envies de cochonneries et de café se sont évanouies.

Voici une merveilleuse prière que vous pouvez répéter :

Chers anges, veuillez m'entourer de votre énergie de guérison et m'aider à éliminer mes envies d'aliments et de boissons malsains. Veuillez supprimer mon désir de substances toxiques et m'inspirer à vivre et à manger sainement. Guidez-moi quand je fais les courses, quand je cuisine et quand je mange, et enseignez-moi à vivre d'une manière qui ne me contamine pas et qui ne pollue pas le monde. Avec un amour infini et gratitude, merci.

Les enfants indigo et les animaux

En raison de leur nature intuitive, les indigos nouent, règle générale, des liens étroits avec leurs animaux domestiques. Une communication muette, télépathique s'établit communément entre eux. Donner-leur l'occasion de s'occuper d'une petite bête, cela pourra les aider à s'épanouir de plusieurs manières.

Par exemple, Jennifer, une femme qui a assisté à plusieurs de mes séminaires, m'a décrit l'influence qu'un lapin domestique avait eue sur son enfant indigo, Shelby. Elle m'a raconté ceci :

> Ma fille de six ans, Shelby, est extrêmement sensible. Nous avons perdu un animal l'année dernière, un lapin domestique nommé Belle, que nous adorions. À la mort de Belle, la petite, sa grande sœur, Missy, et moi-même lui avons offert des funérailles. Pendant ce rituel, nous avons parlé de Dieu, du ciel et de la possibilité de retrouver un jour Belle.
>
> Shelby fit de son mieux pour consoler Missy, qui était très affligée. Pour sa part, la cadette n'a pas versé de larmes et n'a montré aucun chagrin. J'en étais un peu inquiète, jusqu'à ce qu'elle dise à Missy : « Belle ne veut pas que tu sois triste ; ne peux-tu pas la voir ? Elle n'est plus malade et t'envoie des anges pour que tu te sentes mieux et que tu ne pleures plus. »
>
> J'étais médusée, mais heureuse, d'entendre cette information. Ma petite fille était convaincue de la présence des anges autour de nous, et elle les a décrits en détail. Ce qui finalement réussit à consoler Missy. Shelby parle toujours à Belle et aux anges, et la mort est devenue une expérience un peu moins terrifiante pour chacun de nous.

Les animaux domestiques enrichissent sans aucun doute notre vie. En revanche, les parents doivent souvent exercer une supervision pour s'assurer que les enfants tiennent leurs engagements : promener le chien, le nourrir, ou changer la litière du chat. Parfois, les indigos se désintéressent de leur animal et laissent la responsabilité à leurs parents. Un parent avisé soulignera fermement, et toutefois avec amour, les promesses qu'ont pris les enfants envers la petite bête en question. Il s'agit là d'un excellent enseignement sur la notion d'engagement à long terme, une attitude mentale précieuse quand viendra pour eux le temps de se marier et de devenir parents à leur tour.

Enseigner à vos jeunes la bonté envers les animaux constitue un bon investissement pour leur avenir. Les études montrent que les criminels violents ont souvent fait preuve de cruauté à leur égard lorsqu'ils étaient petits. Au cours de mes promenades sur la plage, je vois parfois un enfant ou un adolescent pourchasser les goélands. Le plaisir qu'ils prennent à les faire s'envoler transparaît sur leur visage. Ils ne se rendent pas compte, néanmoins, que leurs actions terrorisent les oiseaux.

Je prends toujours la peine de m'arrêter pour parler à ces jeunes qui poursuivent les goélands. Je leur explique que ces derniers sont nos amis, qu'il ne faut pas leur faire peur. Habituellement, je devine, d'après mes conversations avec eux, que je suis probablement le premier adulte qui ait jamais abordé le traitement réservé aux animaux avec eux. Je souhaiterais que tous les parents en fassent autant à la maison.

De la même façon, si vos enfants affirment vouloir devenir végétariens parce qu'ils aiment les animaux, ne craignez pas que les protéines ou les nutriments leur fassent défaut. Becky Prelitz, diététicienne et coauteure du livre *Eating in the Light* (Hay House, 2001), explique que les végétariens absorbent une quantité suffisante de protéines, de vitamines et de minéraux, pourvu qu'ils consomment des substituts de viande, tels les légumineuses, les noix, le lait de soya et le tofu.

Les enfants indigo et l'écologie

À l'instar des artisans de la lumière, les enfants indigo ont pour mission d'apporter leur secours au monde. Quelques méthodes simples, que vous leur enseignerez, leur permettront d'atténuer ce sentiment de vide et de concevoir qu'ils ont sur le monde un impact positif.

Par exemple, en vous baladant avec eux, emportez un sac pour ramasser les ordures sur votre route (spécialement le plastique et le métal, qui prennent beaucoup de temps à se dégrader dans la nature). Apprenez-leur également à recycler les produits pour la maison ou la cuisine et à rincer les bouteilles de vinaigrettes et autres objets recyclables qui doivent être nettoyés avant d'être déposés dans le bac de récupération. Imaginez encore d'autres moyens de contribuer, vous et vos enfants, à la guérison de la Terre notre mère.

Chapitre 9

L'alimentation et l'humeur de l'enfant indigo

Si vous êtes comme la plupart des parents, vous avez constaté que la nourriture et les boissons que vos enfants consomment influent sur leurs humeurs et leur niveau d'énergie. Selon une étude en double aveugle menée par le Dr Marvin Boris, pédiatre dans un hôpital de New York, les aliments contenant des additifs, tels les agents de conservation et les colorants alimentaires, ont des effets mesurables sur les symptômes du TDAH. Boris conclut :

> Les facteurs diététiques jouent un rôle significatif dans l'étiologie du TDAH chez la majorité des enfants qui en souffrent. Il est plus logique de tenter de modifier l'alimentation de l'enfant que de le traiter avec des stimulants. Les organisations pour la santé et les professionnels de la santé devraient reconnaître que l'évitement de certains aliments et additifs peut soulager considérablement certains enfants perturbés.

Dans une étude menée à Londres sur soixante-dix-huit enfants présentant des symptômes du TDAH, les chercheurs ont travesti des aliments contenant du sucre, des additifs et des colorants pour qu'ils ressemblent à des aliments naturels. Ce faisant, les chercheurs pouvaient déterminer si les préjugés sur les aliments industriels déclenchaient leur comportement hyperactif. Malgré tout, les enfants qui mangèrent de la nourriture industrielle, déguisée ou pas, présentèrent instantanément des comportements hyperactifs. Les chercheurs conclurent l'étude en recommandant aux médecins et aux cliniciens d'accorder foi aux parents qui rapportent que la nourriture altère le comportement de leurs enfants.

Les enfants indigo savent

Les indigos sont doués d'une forte pulsion vers le bonheur, la santé et la sérénité. Ils ne *veulent* pas être hyperactifs ou léthargiques. Et cependant, ils ne savent pas non plus quelles mesures prendre pour se sentir mieux. Ils optent donc pour des solutions à court terme qui n'apporteront qu'un soulagement éphémère à leur corps et à leur esprit.

Ces jeunes qui font l'essai d'une alimentation saine trouvent éventuellement en eux la motivation de continuer à bien s'alimenter. Ils ont simplement besoin que les adultes leur indiquent ces aliments et leur donnent accès à ceux-ci. Je suis vraiment atterrée de constater que les comptoirs de fast-food desservent la plupart des écoles publiques. Cependant, les enfants qui ont appris que le fast-food induit une baisse d'énergie et des sentiments négatifs choisiront d'emporter avec eux un repas sain préparé à la maison.

Alec se souvient des répercussions néfastes que son alimentation malsaine avait sur lui autrefois : « Je mangeais des tonnes de bonbons et j'étais vidé tout le temps ; je n'avais aucune énergie et j'étais toujours fatigué. J'avais des sautes d'humeur, et le plus petit incident me faisait passer du rire aux larmes. Je sentais que je n'avais aucune maîtrise personnelle. J'étais souvent déprimé sans savoir pourquoi.

Aujourd'hui, je mange beaucoup plus de fruits et de légumes, et je suis de meilleure humeur. »

Après avoir expérimenté divers types d'alimentation, Alec décida que le régime végétarien lui convenait le mieux. Il dit : « La viande me rend très lourd et apathique. Elle me rend plus agressif. J'ai lu quelque part que, lorsque l'animal est tué, il subit une montée d'adrénaline et que si vous mangez sa viande, vous en absorbez une partie. »

Un autre enfant indigo, Christopher, fait état de découvertes similaires sur les effets qu'a sur lui son alimentation :

> Quand j'étais plus jeune, mes parents me nourrissaient de hamburgers et de frites de McDonald's et d'autres restaurants de fast-food. Le fait de manger ces cochonneries continuellement lorsque j'étais enfant me prédisposa à être pressé et frénétique toute ma vie ! Aujourd'hui, j'ai appris que la pizza a un goût certainement délicieux, mais qu'après on ne se sent vraiment pas bien. Ça me donne des maux de ventre et je suis maussade, à moins d'aller danser par la suite pour me débarrasser de cette énergie négative. J'adore les milkshakes aux fruits et les jus frais. Ils me procurent un grand bien-être et des tonnes d'énergie.

Christopher estime que le Ritalin perdrait sa raison d'être si les enfants modifiaient leur alimentation. Il déclare :

> Je crois que les enfants qui prennent du Ritalin devraient avoir une alimentation plus équilibrée comportant des aliments complets. Je suis convaincu que cela résoudrait le problème. Je pense que le TDA est le résultat d'une alimentation carencée et déséquilibrée. Trop de sucre et de caféine.

Christopher a constaté, personnellement, les effets nocifs d'une alimentation malsaine sur lui-même et sur ses amis à l'école. Il poursuit :

> Il existe des options préférables au Ritalin. Je crois qu'un régime alimentaire plus équilibré permet de focaliser son attention, particulièrement si on élimine le sucre et la farine raffinés.
>
> Je crois que le TDA est bien réel, mais je suis certain qu'il est causé par une alimentation médiocre qui provoque une explosion d'énergie plutôt qu'une diffusion d'énergie lente et graduelle. Il est difficile de se concentrer quand on a des éruptions d'énergie causées par des aliments industriels comme la farine blanche. Un régime alimentaire mieux équilibré résoudra ce problème. Le Ritalin est superflu.
>
> Quand je mange des fruits et des légumes frais aussi *vivants* que possible, je me sens vraiment bien. J'ai alors des quantités d'énergie. Au contraire, chaque fois que j'absorbe de grandes quantités d'aliments cuits ou que je bois beaucoup d'alcool, je me sens mal.

Un autre enfant indigo, Ryan, abonde dans ce sens. Il déclare qu'il n'avait jamais remarqué à quel point son alimentation affectait son humeur, jusqu'au jour où il a consulté un acupuncteur :

> L'acupuncteur m'a fait suivre un régime exempt de tout sucre artificiel ou raffiné. Après l'avoir suivi pendant assez longtemps, lorsque je me remettais à manger ces aliments, je constatais que je ne me sentais pas bien. Vous donnez quelque chose d'artificiel à votre corps, et par la suite, celui-ci ne fonctionne pas bien. Une fois que je me suis mis à manger des aliments naturels et d'autres trucs sains, j'ai remarqué que les aliments industriels, raffinés ou artificiels avaient vraiment un effet sur ce que je ressentais.

Plusieurs enfants (et adultes) s'abstiennent de nourriture santé parce qu'ils l'associent à une diète insipide et terne. Pourtant, depuis les dix dernières années, les aliments sains sont devenus tout à fait délicieux et pleins de saveur, notamment grâce à l'apport riche d'aliments biologiques et de substituts de viande qui sont désormais à notre portée.

Nous avons la chance de vivre à une époque où toutes les villes, grandes et petites, possèdent leur magasin de produits naturels. Des comptoirs et des restaurants sont attachés à plusieurs de ces magasins, de sorte qu'on puisse manger sainement sans avoir à être un cuisinier hors pair. Mon livre *Eating in the Light* contient des suggestions sur la manière d'introduire des aliments végétariens et sains dans l'alimentation quotidienne de votre famille.

L'énergie spirituelle des aliments

Vos enfants indigo possèdent une exquise sensibilité au goût, à l'odeur et à la texture, et c'est pourquoi ils feront forcément des caprices au sujet de la nourriture. Heureusement, ils peuvent mettre cette sensibilité à profit en se mettant à l'écoute des humeurs de leur corps et de ses fluctuations énergétiques. Si, comme Alec, Christopher et Ryan, ils sont capables de faire le lien entre ce qu'ils ressentent et ce qu'ils mangent, ils seront motivés par leur propre expérience à mieux s'alimenter.

La nature spirituelle de vos indigos éveille une pulsion intérieure qui les pousse à vivre à une « fréquence » spirituelle élevée. Plus la fréquence d'une personne est élevée, plus celle-ci est accomplie en ce qui concerne ses facultés extrasensorielles et ses dons de guérison spirituelle. Si vous aidez vos enfants à élever leur fréquence spirituelle, vous soutenez leur mission de vie. Leur apprendre ce qu'est l'énergie spirituelle des aliments constitue une contribution majeure à cette entreprise.

En effet, tout est doué d'une « force vitale » que l'on peut se représenter comme le mouvement des atomes dans l'espace. La nourriture ne fait pas exception. Certaines denrées en possèdent davantage que d'autres. Si un légume ou un fruit provient directement de l'arbre ou de la vigne, et qu'il a pu mûrir pleinement, sa force vitale est optimale. Si vous mangez ce fruit ou ce légume fraîchement cueilli et bien mûr, vous consommez une bonne dose de force vitale. De ce fait, vous constaterez un accroissement de votre énergie et un effet positif sur votre humeur tout de suite après son absorption. Plus vos indigos consommeront d'aliments débordants de force vitale, plus leur fréquence spirituelle sera élevée.

Les facteurs qui diminuent la force vitale sont :

- **La cuisson, la congélation, la mise en conserve, la lyophilisation, le micro-ondes et la cuisson à l'étuvée**
  Tout ce qui tuerait la force vitale chez un être humain la supprimera tout autant dans les fruits, les grains et les légumes. Dans le doute, demandez-vous : « Pourrais-je survivre à ce processus que je fais subir à cet aliment ? » Si la réponse est non, alors sachez que la force vitale de la nourriture sera aussi détruite.

- **L'extraction au mélangeur et à la centrifugeuse**
  La force vitale demeure dans le jus des fruits et des légumes seulement vingt minutes après l'extraction. C'est pourquoi le jus frais est infiniment meilleur pour vos enfants indigo que celui qui est en conserve ou en bouteilles.

- **Les additifs**
  Le sucre, la farine blanche, les colorants alimentaires et les agents de conservation ont tous été associés aux comportements liés au TDAH. Ces additifs ne possèdent aucune force vitale et, de plus, privent les aliments sains de leur force vitale.

- **Les pesticides**
  Le terme « pesticide » contient le suffixe qui signifie « tuer », et cette énergie agressive se retrouve dans les fruits, les légumes, les céréales et les huiles, à moins de faire en sorte d'en éliminer les résidus. La viande achetée au supermarché est bourrée de ces pesticides. Mieux vaut n'acheter que de la nourriture biologique et des produits de cuisine naturels, ou de la viande provenant d'animaux élevés en plein air. Même si ces aliments sont plus dispendieux, vous bénéficierez d'une réduction de vos autres dépenses (dont les médicaments, les traitements médicaux, les soins psychologiques, les coûts liés à l'achat compulsif, les achats de cochonneries et les programmes d'amaigrissement). En outre, la nourriture organique est tellement meilleure au goût que les denrées ordinaires : vos enfants seront incités à consommer des aliments qui seraient gâchés autrement.

Emmenez vos enfants à une réunion d'une association pour le végétarisme ou écologique. Souvent, nos indigos réagissent mieux à l'information sur l'alimentation lorsqu'elle provient d'une figure d'autorité autre que le parent. Au bout du compte cependant, nos enfants acquerront de bonnes habitudes alimentaires en nous observant, nous, les adultes.

Et n'oubliez pas ! Si *vous* êtes un artisan de la lumière, vous aussi bénéficierez d'une alimentation riche de force vitale.

Hypoglycémie ou TDAH ?

« Un faible taux sanguin de glucose, ou hypoglycémie, constitue le problème le plus significatif que j'observe chez les enfants qui présentent des troubles du comportement », déclare Mary Ann Block, D.O., P.A., auteure de *No More Ritalin*. Elle décrit les symptômes comportementaux associés à l'hypoglycémie comme suit : « L'enfant est agité ou irritable à son réveil le matin, ou avant les repas, et s'améliore après avoir mangé ; il peut présenter des comportements diamétralement opposés : il est gentil et charmant une minute puis, sans raison apparente, agité, en colère et irritable la minute qui suit. »

Le Dr Block poursuit : « Le traitement de l'hypoglycémie est simple : modifiez son régime alimentaire. Assurez-vous que l'enfant n'ait jamais faim et supprimez les hydrates de carbone raffinés, tels les bonbons, les gâteaux, les tartes et les boissons sucrées. »

Mon fils indigo Chuck souffre d'hypoglycémie quand il passe trop de temps sans manger. Il a découvert par lui-même comment maintenir son taux de glucose sanguin en s'offrant des casse-croûte fréquents, légers et sains. Si son taux de glucose chute, il se sent fatigué et irritable. Mais comme il sait que sa mauvaise humeur et son énergie défaillante ne sont que passagères et liées à la nourriture, il ne s'en fait donc pas. Il considère simplement ces symptômes comme un signal lui indiquant qu'il faut manger. Une fois qu'il est rassasié, son énergie et son humeur redeviennent normales très rapidement.

J'adhère à cette recommandation du Dr Block : il ne faut pas que les enfants à tendance hypoglycémique aient faim, même si cela entraîne quelques inconvénients. Elle écrit :

> Il vaut mieux que le petit présentant des symptômes d'hypoglycémie n'aille pas au-delà de deux heures sans manger. Si votre enfant souffre de ce problème et vous fait savoir qu'il a faim alors que le dîner ne sera prêt que dans trente minutes, il est tentant de le faire attendre jusqu'au repas. Cependant, je vous suggère fortement de trouver quelque chose à lui mettre sous la dent

immédiatement. Ne le faites pas attendre. Quand les enfants hypoglycémiques ont faim, ils doivent manger. Sur-le-champ !

Le Dr Block suggère de leur donner un petit goûter constitué de noix mélangées ou un sandwich au beurre d'arachide, ce qui stabilisera rapidement leur taux de glucose sans ruiner leur appétit.

Qu'y a-t-il au petit déjeuner ?

C'est un lieu commun que de dire que le petit déjeuner est le repas le plus important de la journée. Pourtant, en ce qui concerne les enfants présentant des symptômes de TDAH, ce truisme a des répercussions d'envergure. Les études ont établi à maintes reprises que les enfants qui prennent un petit déjeuner obtiennent de meilleurs résultats aux examens, sont plus assidus à l'école et possèdent une capacité d'attention supérieure ; ils présentent également moins de problèmes de dépression et d'hyperactivité. Par le fait même, si vos indigos en prennent un – et tout particulièrement s'il est sain –, vous constaterez probablement des améliorations notables dans leurs humeurs, leur niveau d'énergie et leur capacité de concentration.

Un sondage récent a révélé que 79 % des enfants de huit et neuf ans prennent un petit déjeuner quotidiennement. Ce qui n'est pas mal, mais je souhaiterais voir ce pourcentage plus près de 100 %. En revanche, plus ils avancent en âge, plus ils ont l'occasion de sauter le petit déjeuner. Le même sondage a dévoilé que seulement 58 % des enfants de douze et treize ans déjeunent régulièrement.

Vous pouvez aider vos enfants indigo à bien commencer la journée en approvisionnant vos armoires et votre réfrigérateur d'une variété d'aliments sains pour le petit déjeuner. S'ils veulent finir les restes du repas de la veille en guise de petit déjeuner, mieux vaut cela que de ne rien prendre du tout. Un restant de pizza vaut beaucoup plus le matin qu'un bol de céréales saturées de sucre et de colorants !

Catherine, ma belle-fille indigo, n'apprécie pas le petit déjeuner. Et quand elle néglige ce repas, elle est revêche et maussade. Elle sait aussi qu'il lui faut absorber chaque jour un supplément de vitamines et de minéraux – une excellente habitude, d'ailleurs, pour tous les enfants indigo. Par contre, elle avale difficilement ces gros comprimés de vitamines.

Nous avons résolu le problème en nous procurant des ingrédients pour fabriquer des milk-shakes aux fruits à la maison. Elle peut ainsi se concocter un petit déjeuner rapide et bon pour la santé. À la boutique de produits naturels, nous achetons des protéines en poudre qui comportent des vitamines et des minéraux. Nous nous assurons que ce supplément soit également sucré avec des extraits de fruits et qu'il soit exempt de sucre, de colorants et d'agents de conservation.

Catherine combine du lait de soya à la vanille, une banane et une cuillerée de protéines en poudre dans le mélangeur. En moins de cinq minutes, la voilà avec un excellent petit déjeuner à emporter à l'école.

Voici d'autres suggestions de mets sains et rapides pour le repas du matin :

- une fricassée de tofu (prenez du tofu pas trop ferme, battez-le comme pour les œufs brouillés et ajoutez-y vos ingrédients d'omelette favoris) ;
- du pain complet grillé ou un bagel avec du beurre d'arachide ou de la confiture non sucrée ;
- du bacon ou des saucisses de soya (au goût très similaire à la viande) ;
- des céréales complètes, des céréales sucrées avec des fruits séchés et garnies de fruits frais ;
- du yaourt accompagné de fruits frais et de noix concassées ;

- des gaufres de grains complets (à cuire au grille-pain) ;
- une salade de fruits ;
- un burrito du matin.

Les ingrédients à exclure du petit déjeuner sont : tout aliment comportant du sucre raffiné, des colorants alimentaires, des agents de conservation, de la caféine et des édulcorants. Enseignez à vos enfants à lire la liste des ingrédients sur les produits alimentaires pour qu'ils deviennent ainsi des consommateurs bien informés.

Lorsque mon fils Grant était petit, je lui ai enseigné à lire les étiquettes et à éviter spécifiquement l'acide phosphorique. Cet ingrédient ajouté aux boissons gazeuses et aux aliments extirpe le magnésium de notre corps chaque fois qu'on l'absorbe. Le scientifique Kenneth Weaver, M.D., de l'université d'État du Tennessee de l'Est, a découvert que chaque boîte de douze onces de soda contient trente-six milligrammes d'acide phosphorique ; il en résulte que trente-six milligrammes de magnésium sont extraits du corps. Comme vous l'apprendrez sous peu, la plupart des enfants indigo sont carencés en magnésium.

Désireuse que Grant ne souffre pas d'une telle carence, je lui donnais un dollar chaque jour qu'il réussissait à ne pas manger ou boire de produits contenant de l'acide phosphorique. Les résultats furent probants et valaient largement mes sept dollars par semaine !

Je le voyais lire spontanément les étiquettes des aliments et des boissons lorsque nous faisions les courses ensemble. Il se mit à boire des eaux à saveur de fruits au lieu des sodas, et du coup, il décida de s'abstenir de tous les agents de conservation, pas seulement de l'acide phosphorique. Aujourd'hui, bien qu'il ait atteint l'âge adulte, et que je ne le paie plus pour le motiver, Grant lit toujours les étiquettes sur les produits alimentaires pour éviter d'ingérer de l'acide phosphorique.

Les suppléments alimentaires et le TDAH

Le chercheur Stephen Schoenthaler, qui a fait des recherches exhaustives sur les délinquants juvéniles en détention ainsi que sur les populations estudiantines, a découvert que le QI des enfants s'élève et que leur délinquance chute lorsqu'ils prennent des vitamines et des minéraux. Un autre chercheur, le Dr Richard Carlton, a découvert que les suppléments vitaminiques et de minéraux provoquent des améliorations significatives sur les plans scolaire et comportemental.

Carlton rapporte : « Certains enfants ont franchi trois à cinq années en ce qui a trait à la compréhension de lecture au cours des douze premiers mois de traitement ; tous les élèves dans les classes d'enseignement spécialisé se sont joints aux classes normales et leurs notes ont augmenté de manière significative. » Quand certains des élèves participant à la recherche de Carlton cessèrent de prendre des vitamines et des minéraux, leurs notes chutèrent immédiatement. Ce scientifique a également observé que les étudiants qui prenaient des suppléments vitaminiques et de minéraux étaient plus sociables et de meilleure humeur.

Les vitamines et minéraux qui ont eu l'effet le plus positif sur les élèves étaient le magnésium, la vitamine B6, la vitamine C, la thiamine, l'acide folique et le zinc. Le *manganèse* (à ne pas confondre avec le *magnésium*) provoqua de l'irritabilité et des difficultés de concentration chez certains étudiants ; les chercheurs ne l'employèrent donc pas.

Les enfants hyperactifs ont des taux de sérotonine plus bas que ceux qui ne le sont pas, selon une étude publiée dans le *Pediatrics Journal.* Un faible taux de sérotonine peut être à l'origine d'une apathie, de dépression et d'envies compulsives d'aliments. Lorsque les chercheurs administrèrent de la vitamine B6 à des enfants hyperactifs, leur taux de sérotonine s'est accru de manière significative. Une autre étude mit en rapport les taux de sérotonine chez les enfants qui recevaient de la vitamine B6 et un autre groupe d'enfants prenant du Ritalin. Seul le groupe à qui on donnait de la vitamine B6 manifesta une augmentation du taux de sérotonine, et ces résultats positifs subsistèrent longtemps après que le groupe cessa de recevoir de la B6.

Dans une étude sur des enfants de sept à douze ans, ceux qui reçurent des suppléments de magnésium affichèrent une diminution importante de leur hyperactivité, en comparaison d'un groupe de contrôle qui ne reçut qu'un placebo. Du fait que les boissons gazeuses et autres aliments industriels contiennent de l'acide phosphorique – ce qui vide le corps de son magnésium –, vous devez impérativement lire les étiquettes sur les produits alimentaires et éviter cette substance.

Une étude a révélé que 95 % des enfants souffrant de TDAH présentaient une carence en magnésium. Une autre expérience dévoila que les enfants souffrant du TDAH sont non seulement carencés en magnésium, mais aussi en fer, en cuivre et en calcium. Les chercheurs conclurent : « Il est indispensable de donner des suppléments d'oligoéléments aux enfants qui souffrent d'hyperactivité. » Autrement dit, il faut s'assurer que ceux-ci absorbent quotidiennement des vitamines et des minéraux contenant du magnésium, du fer, du cuivre et du calcium.

Les acides gras essentiels et le comportement

Plusieurs recherches récentes révèlent que les enfants ayant reçu un diagnostic de TDAH sont également carencés en acides gras. Vous vous êtes probablement déjà demandé à quoi servaient ces flacons d'huile de lin dans les réfrigérateurs des magasins de produits naturels. Plusieurs personnes complètent leur régime alimentaire d'une ou deux cuillerées d'huile de lin chaque jour. Voilà une méthode simple les garantissant d'absorber suffisamment d'acides gras essentiels.

Les symptômes d'une insuffisance en acides gras essentiels incluent une soif excessive, une miction fréquente, des plaques sèches sur la peau et de petits points blancs sur l'arrière des bras. Dans une expérience, 40 % des garçons souffrant du TDAH exhibaient également ces symptômes.

Il est très facile de remédier à cette déficience. Procurez-vous tout simplement de l'huile de lin, de l'huile de graines de chanvre ou de l'huile de soya. Versez-en une cuillerée à thé par jour sur les salades, dans les milk-shakes aux fruits ou sur d'autres aliments que consommeront vos enfants. Et pendant que vous y êtes, ne vous gênez pas pour vous en servir aussi. Votre chevelure et votre peau acquerront un lustre tout frais, ce qui vaut bien les quelques calories et grammes de gras supplémentaires !

Colorants alimentaires, sucre, agents de conservation et autres additifs

Une corrélation entre les colorants alimentaires, le sucre, les agents de conservation et les comportements liés aux TDA et TDAH a été établie scientifiquement. Au moins dix-sept études en double aveugle ont associé les colorants alimentaires à l'hyperactivité et à l'insomnie, notamment chez les jeunes enfants. Dans une expérience, cent cinquante à deux cents enfants (75 %) dormirent mieux et se montrèrent moins irritables et agités après avoir éliminé les colorants de leur alimentation. Une autre étude révéla une amélioration du comportement après l'adoption d'un régime sans colorants, et cette amélioration a persisté.

Le sucre est un facteur controversé dans l'équation du TDAH. Certains tests n'ont révélé aucun lien entre cette substance et le comportement hyperactif ; ce sont ces expériences qui ont reçu le plus d'attention médiatique. Par contre, si l'on se penche sur la méthodologie de ces études qui démentent le rôle du sucre dans l'étiologie de l'hyperactivité, l'on découvre quelques variables déroutantes. Par contre, les recherches où ces facteurs étaient soumis à un contrôle rigoureux témoignent sans l'ombre d'un doute d'une corrélation définitive entre la consommation de sucre et l'hyperactivité. Et la plupart des parents vous diront qu'ils notent des modifications évidentes dans le comportement de leurs enfants aussitôt après le dessert.

Par exemple, des chercheurs de l'université de Yale donnèrent du sucre blanc raffiné à des enfants et mesurèrent le taux d'adrénaline dans leur sang avant et après la consommation de cette substance. Ils découvrirent que ce taux était dix fois supérieur après ladite consommation ! L'adrénaline, comme vous le savez, est la substance chimique qui fait battre le cœur et vous prépare à affronter un combat ou une situation périlleuse. De ce fait, il n'est pas étonnant que nos enfants se précipitent en hurlant un peu partout après avoir mangé des sucreries ! Et comme si cela ne suffisait pas, les scientifiques de Yale ont également prouvé que les enfants étaient irritables, anxieux et éprouvaient des difficultés de concentration après avoir absorbé du sucre.

D'autres expériences universitaires ont relevé un lien entre l'agressivité et le comportement antisocial chez les enfants, et la consommation de ce produit. Quand, à New York, on proscrivit les colorants alimentaires et les additifs dans les repas à l'école, ces établissements connurent l'augmentation du rendement scolaire la plus remarquable jamais enregistrée dans tous les secteurs scolaires.

Deux études portant sur des jeunes violents et agressifs en détention ont témoigné d'une chute radicale (de 77 % à 47 %) du nombre d'actes agressifs et criminels et des tentatives de suicide quand le sucre et les additifs alimentaires furent éliminés des repas des prisonniers.

Les échappatoires ne sont pas admissibles : « Un petit peu de colorant ne peut tout de même pas nuire à mes enfants ! » Une expérience fut entreprise afin d'évaluer l'hyperactivité chez les enfants après leur avoir donné un seul petit gâteau contenant du colorant. Moins d'une heure après, leur hyperactivité s'était accrue. Une autre étude a démontré que le rendement diminue chez les élèves hyperactifs quelques heures seulement après avoir absorbé des colorants alimentaires.

Un jour, je mentionnais les résultats de ces recherches à une mère, Tammy, dont les deux fils souffraient de TDAH. Elle s'exclama : « Wow ! Je parie que tout le fast-food que je leur donne à manger contribue sérieusement à leurs problèmes ! » J'étais heureuse qu'elle fasse le lien, mais la remarque qu'elle fit ensuite m'attrista.

Avec un haussement d'épaules, elle ajouta : « Mais je n'y peux rien ! Je suis débordée avec les enfants, et quand vient l'heure du repas, il ne me reste qu'assez d'énergie et de temps pour leur offrir du fast-food. »

J'avais écouté avec sympathie la litanie de cette dame ; je me souvenais de ma propre expérience quand mes deux fils étaient petits. Je lui ai ensuite demandé doucement : « Si vos enfants étaient plus calmes, moins actifs, seriez-vous moins vidée d'énergie et de temps ? »

« Naturellement », acquiesça-t-elle.

« Eh bien, je vous propose une petite expérience », lui dis-je. « Vous habitez à quelques kilomètres seulement d'une grande boutique d'aliments naturels qui possède un excellent traiteur. On y offre de délicieux repas déjà cuisinés. Vous pouvez donc vous procurer du “fast-food” sain que vous, votre mari et vos enfants apprécierez. Essayez ce régime pendant une semaine, et vous m'en direz des nouvelles, d'accord ? »

« Mais la nourriture naturelle ne coûte-t-elle pas plus cher ? Notre budget ne nous permet pas de surplus, vous savez », rétorqua Tammy.

« D'une certaine manière, il revient plus cher d'acheter des aliments biologiques ou sains. Mais permettez-moi de vous demander si l'hyperactivité de vos enfants n'entraîne pas pour vous des dépenses additionnelles. Par exemple, l'achat de médicaments ou de choses pour les satisfaire ? Et qu'en est-il des conséquences sur la quiétude de votre foyer et des répercussions sur votre mariage ? »

Tammy m'assura qu'elle tenterait le coup. Quand je la revis, elle m'embrassa bien fort : « J'ai peine à croire le changement qui s'est produit ! dit-elle. Les enfants sont plus heureux et plus calmes, ce qui a définitivement un effet positif sur les relations entre mon mari et moi. Je peux enfin les mettre au lit à l'heure, et ils dorment toute la nuit. Je n'aurais jamais cru que nos habitudes alimentaires pouvaient avoir un tel impact sur toute notre vie. J'aurais bien voulu mettre cela en pratique il y a des années ! » Tammy tapota son ventre, où reposait le prochain membre de la famille. « Celui-là, il sera nourri aux aliments naturels dès le premier jour ! » conclut-elle.

J'ai confié à Tammy que j'avais constaté des bienfaits similaires lorsque je me suis mise à cuisiner des repas sains pour mes fils. Puisque mon fils aîné et mon mari mangeaient encore de la viande, j'ai renoncé aux viandes de supermarché pour n'acheter que des viandes d'animaux élevés en plein air.

« La viande achetée au supermarché est bourrée d'hormones et de pesticides qui nuisent à la santé et au comportement de votre famille, lui expliquai-je. Ces animaux sont maltraités toute leur vie. On les emprisonne dans de minuscules enclos où ils ne peuvent même pas se retourner ni s'allonger. Et au bout du compte, l'abattage est vraiment une méthode monstrueuse. Toute leur souffrance, tous leurs tourments engendrent une énergie qui imprègne leur chair. Si nous consommons cette sorte de viande, nous absorbons en réalité l'énergie de leurs souffrances. Ce qui abaisse notre fréquence énergétique.

« Dans les fermes commerciales, on donne au bétail des hormones de croissance pour augmenter la taille des animaux. Il est cependant démontré scientifiquement que ces hormones demeurent dans la viande et que lorsque nous en consommons, nous les ingérons, ce qui provoque en nous de l'agressivité. Par ailleurs, les bêtes mangent des céréales inondées de pesticides qui passent dans la chair des animaux et dans les produits laitiers.

« Et puis, il y a encore les questions écologiques ! L'humanité est sur le point de manquer d'eau. Et la consommation la plus importante d'eau est celle des élevages de vaches pour leur viande, les produits laitiers et le cuir. Neuf mille quatre cent cinquante litres d'eau sont requis pour produire un demi-kilo de viande de bœuf. Il existe tellement d'alternatives au bœuf, au lait et au cuir ! Pourquoi ne pas y recourir ? Nous aidons ainsi la Terre Mère en nous abstenant de ces denrées provenant de la vache.

« Lorsque j'ai commencé à leur servir des denrées biologiques, de la viande et des produits laitiers provenant d'animaux en liberté, mes fils sont devenus plus doux, moins agressifs. Ils étaient plus ouverts, et j'ai remarqué que notre lien affectif s'est approfondi. J'ai l'impression qu'ils sont devenus plus compatissants simplement en modifiant leur alimentation. »

L'ayurveda et les habitudes alimentaires des enfants indigo

Alec Bridges, enseignant féru d'ayurveda, est également un enfant indigo. J'ai dès lors considéré qu'il serait particulièrement apte à expliquer la manière dont vous pouvez mieux comprendre vos propres indigos en apprenant à connaître leur constitution, telle qu'elle est définie par l'ayurveda. Voici ce qu'il nous apprend :

L'ayurveda est une tradition médicale issue des états contemplatifs de l'esprit des visionnaires, les *rishi*, de l'Inde d'il y a cinq mille ans. L'ayurveda se pare d'une sagesse infinie (la traduction littérale est « science de la longévité »), mais je n'aborderai que ce qui est pertinent à notre propos.

Selon l'ayurveda, il existe trois constitutions fondamentales, ou *dosha*. Celles-ci sont basées sur les cinq éléments : l'éther (l'espace), l'air, le feu, l'eau et la terre. Les trois doshas sont : vata, pitta et kapha. Chacun d'entre nous possède, à un certain degré, les trois doshas, mais l'une ou l'autre prédominera habituellement. Chaque personne naît nantie d'une combinaison unique de vata, de pitta et de kapha. Cette configuration se nomme *prakriti*. Littéralement, prakriti signifie « nature ». Pour vivre la vie à son meilleur, mieux vaut maintenir sa prakriti en équilibre.

Vata

La dosha vata se compose des éléments éther et air. Les gens de constitution vata possèdent généralement un esprit vif et imaginatif. Ils apprennent rapidement, mais oublient tout aussi rapidement. Vata est le principe du mouvement, et il s'avère essentiel à toutes les fonctions physiologiques et mentales. Quand il est en déséquilibre, néanmoins, ce principe de vata mène à un sentiment de désincarnation. Le vata est sec, léger, froid, rude, subtil, mobile, clair et disséminant. L'époque de l'année où vata culmine est l'automne. Lorsque l'air est très sec, ou que le temps est très venteux ou froid, la personne de type vata doit se montrer particulièrement prudente.

Équilibrée, la personne vata est douée d'une grande clarté d'esprit ; elle est imaginative, inspirée et souple. En déséquilibre, elle devient nerveuse, anxieuse et effrayée, elle s'inquiète et oublie, et apparaît comme très dispersée (ce trait est étroitement lié au TDAH). Les flatulences sont une bonne indication d'un déséquilibre du vata. Le siège du vata dans le corps est l'abdomen, plus spécifiquement le côlon ; c'est de là que proviennent les gaz.

Une autre région que régit le vata est le bas du dos, et c'est pourquoi les vatas doivent se montrer prudents quant à cette partie du corps. Les articulations dans le corps sont d'autres régions dominées par le vata ; elles sont les sites où se produit le mouvement. Voilà pourquoi le vata – le principe du mouvement – s'accumule dans les jointures. Il est important d'effectuer quotidiennement des mouvements simples, répétitifs avec chaque articulation de votre corps afin d'éviter l'arthrite. L'huile de lin est aussi particulièrement excellente pour bien lubrifier les articulations et les garder en santé, et elle est bénéfique aux personnes de type vata en général.

Suffit pour le déséquilibre. Passons maintenant aux moyens de rééquilibrer le vata. À la base, il s'agit d'appliquer la propriété antagonique à l'attribut vata en déséquilibre. Par exemple, si vous vous sentez desséché, buvez de l'eau, et si vous avez froid, alors mangez épicé ou enfilez un vêtement chaud.

Voici quelques moyens pour maintenir l'équilibre du vata :

- Préservez votre chaleur. Consommez des aliments qui réchauffent. (*The Ayurvedic Cookbook*, d'Amadea Morningstar et Urmila Desai, contient des dizaines d'excellentes recettes pour équilibrer les trois doshas.)
- Mangez les aliments crus et les fèves avec modération.

- Une nourriture chaude, humide et huileuse est indiquée pour les types vata, tout comme l'huile de sésame et le ghee (beurre clarifié).
- Les aliments à saveur sucrée, acidulée ou salée conviennent le mieux aux types vata, pourvu que les sucres soient de source naturelle, comme les fruits, et non du sucre blanc raffiné.
- Vivez sous un climat chaud, humide, comme les tropiques.
- Utilisez votre énergie sexuelle avec parcimonie – cela concerne surtout les hommes. La déficience d'énergie sexuelle entraînera un manque de vigueur et un mental fatigué et obtus. Le type vata est celui qui, parmi les trois doshas, possède le moins d'énergie sexuelle et la perd le plus facilement.
- Voici la dernière recommandation, et pas la moindre : *maintenez un horaire et une routine réguliers* ; les vatas ont tendance à suivre la direction du vent, et cette habitude, en excès, les déséquilibrera plus que n'importe quel autre facteur perturbant.

Les personnes vata sont généralement très minces et délicates. Leurs traits sont souvent plus sombres que ceux des autres doshas. Comme elles ont le feu digestif le moins efficace, il leur faut donc s'en tenir à des aliments faciles à digérer pour se garder équilibrées. Les vatas se fatiguent beaucoup plus vite que les autres doshas, mais paradoxalement, ils sont les premiers à se jeter à corps perdu dans l'événement du jour. Il s'agit là d'un autre point à garder à l'esprit : sachez quand vous avez atteint vos limites. Les vatas ont toujours envie de faire quelque chose. Ils ont tendance à être agités, mais s'ils restaient parfois à la maison pour se reposer, ils observeraient que leur énergie augmente.

Comme le vata est toujours le premier principe du corps à se déséquilibrer, les gens chez qui il prédomine se doivent donc d'être excessivement prudents.

Pitta

La dosha pitta est composée des éléments du feu et de l'eau. Le pitta est chaud, huileux, piquant et pénétrant, lumineux, mobile, liquide et d'odeur aigre.

Normalement, la qualité la plus manifeste chez les pittas est leur chaleur, leur ardeur. Quand ils sont déséquilibrés, ils ont tendance à la colère, à la jalousie, à la compétition féroce et aux comportements de type A. En équilibre, ils font les meilleurs dirigeants, ils adorent assumer leur responsabilité face à eux-mêmes et parfois même se charger des autres, ils sont très organisés, résolus et ont une volonté de fer.

L'époque de l'année où le pitta culmine est la fin du printemps et l'été. Les climats frais et secs lui conviennent parfaitement.

Le pitta est le principe qui régit la digestion et l'assimilation. Le siège du pitta dans le corps se situe dans l'estomac et l'intestin grêle. En équilibre, il favorise la digestion et l'assimilation, mais lorsqu'il se déséquilibre, il cause de l'acidité dans l'estomac et peut provoquer des ulcères.

Voici quelques suggestions pour équilibrer le pitta :

- Demeurez au frais.
- Vivez sous un climat frais et sec.
- Évitez de consommer trop d'huiles, de fritures, de caféine, de sel, d'alcool, de viande rouge et d'épices.
- Mangez beaucoup de fruits et de légumes.
- Abstenez-vous de nourriture à saveur acide, salée ou âcre.

- Préférez les aliments à saveur sucrée, amère et astringente.
- Apprenez à exprimer vos sentiments d'une manière positive et constructive.

Une personne pitta est normalement de stature moyenne et possède un corps athlétique. Ses traits sont délicats, elle est blonde ou rousse, sa peau est claire, ses yeux sont bleus ou verts, et elle a des taches de rousseur. Vigoureux, ces gens débordent de vitalité, ce dont ils ont besoin parce qu'ils sont très ambitieux.

Soyez sur vos gardes si l'individu de type pitta n'a pas mangé depuis trop longtemps ; son « feu digestif » fort peut se muer en irascibilité ou en colère très rapidement s'il n'a rien à se mettre sous la dent.

Le lien pertinent entre le pitta et le TDAH se situe sur le plan de l'expression des émotions. Il s'agit là d'un trait crucial chez les pittas. Si leur expression créatrice est réprimée, l'émotion refoulée peut se muer en ulcère ou en un chaudron bouillant de fureur. Laissez vos enfants s'exprimer. Cette extériorisation doit être positive et constructive. Le pitta en déséquilibre est prédisposé à la colère ; il faut donc être vigilant. La colère, exprimée verbalement ou physiquement, fait rarement du bien dans le monde. Maîtrisez votre pitta et exprimez-vous positivement. Les pittas sont tout aussi capables d'amour et d'inspiration intense que de colère et de jalousie.

Kapha

Le kapha se compose des éléments terre et eau. Il est lourd, lent, froid, huileux, gluant, dense, doux et statique. Les gens de constitution kapha ont une structure corporelle plus imposante. Ils ont tendance à l'embonpoint. Ils ont le teint clair et lumineux, une peau douce et huileuse. Ils ont habituellement une chevelure épaisse, foncée, grasse et bouclée ; ils ont de grands yeux sombres, très beaux.

Les types kapha, en équilibre, sont très terre-à-terre ; déséquilibrés, ils le sont trop. Ils souffriront d'inertie, de dépression, d'un manque global de motivation, et dormiront trop. D'entre les trois doshas, les kaphas requièrent le moins de sommeil, mais ce sont ceux qui aiment le plus se reposer.

Lorsqu'ils sont en équilibre, les kaphas ont de la force, de l'énergie à revendre et une vitalité d'ensemble très élevée. Ils apprennent habituellement avec lenteur, mais une fois qu'ils savent une chose, ils ne l'oublieront que rarement. Habiles pour gagner de l'argent, ils savent le garder. Compte tenu du type d'énergie qu'ils ont, ils sont enclins à l'avidité et à l'attachement. Règle générale, ils perdent difficilement du poids et ne lâchent pas prise aisément. Ils peuvent se montrer obstinés et se cramponner à leurs petites habitudes. S'ils sont équilibrés, les gens de type kapha seront fiables, affectueux, pleins de compassion, forts, terre-à-terre, disciplinés et infatigables.

Voici quelques suggestions pour maintenir l'équilibre du kapha :

- Soyez chaque jour très actif physiquement. Les types kapha sont les plus aptes à l'exercice vigoureux.
- Consommez avec modération des aliments très gras et évitez les fritures.
- Mangez des aliments chauds, légers et secs.
- Évitez les aliments à saveur sucrée, salée et acide.
- Prenez des aliments dont le goût est âcre, amer ou astringent. Les salades et crudités conviennent parfaitement aux types kapha.
- Ne craignez pas le changement et l'excitation.

L'hiver et le début du printemps sont les époques de l'année où le principe kapha culmine. Ce sont les périodes où les types kapha doivent faire attention à leur alimentation. Ces gens se sentiront plus équilibrés s'ils vivent sous un climat sec et chaud, tel le désert.

J'estime que le lien le plus pertinent entre le kapha et le TDAH est le manque de motivation et l'inertie. La meilleure solution à ces problèmes, c'est de faire beaucoup d'exercice quotidiennement. Le yoga convient merveilleusement aux constitutions kapha, mais pas un yoga trop passif. Le yoga Ashtanga ou Bikram est indiqué une fois qu'on a l'habitude de s'adonner à ce type d'activité. Les types kapha possèdent le plus de force et de dynamisme ; ils peuvent donc se livrer à un exercice vigoureux plus facilement que les vatas ou les pittas.

Les kaphas feront bien de se lever et de se coucher tôt. L'excès de sommeil les épuisera tout autant que son manque. Se coucher tard n'est cependant pas une solution.

Traiter et guérir les envies compulsives d'aliments

Les gens s'abstiennent des aliments santé parce qu'ils les imaginent insipides, fades ou ennuyeux. Plusieurs personnes bien intentionnées succombent aux envies de sucreries et de cochonneries, sans savoir qu'il existe des alternatives succulentes et saines.

Mes premiers dix ans comme psychothérapeute, je les ai passés à traiter des gens souffrant de troubles de l'alimentation. J'étais à la tête de cliniques – pour malades hospitalisés et en consultations externes – spécialisées dans les troubles de l'alimentation et j'ai rédigé plusieurs ouvrages sur le sujet. Ma thèse de doctorat portait sur le lien entre la maltraitance des enfants et le développement des troubles de l'alimentation. Mon livre *Losing your Pounds of Pain* (Hay House, 1994) est basé sur ce traité.

Un autre de mes livres, *Constant Craving* (Hay House, 1995), examine toutes les recherches scientifiques et empiriques sur les envies compulsives d'aliments. Il décrit les motifs physiques, affectifs et spirituels de ces besoins.

Voici ce que j'ai découvert à propos de l'envie de sucre :

> Plusieurs chercheurs ont étudié le désir inné de sucré chez le nourrisson humain. On offrit à des nouveau-nés un liquide sucré et une eau plate. Devinez leur préférence ? Même les nouveau-nés d'un jour buvaient davantage lorsqu'on leur donnait un liquide sucré. Et plus le liquide était sucré, plus ils en avalaient. Plusieurs chercheurs conclurent, à partir de telles études, que nous avons une préférence innée pour le sucré.
>
> Nos ancêtres primates sont peut-être à l'origine de notre appétence pour les sucres. Les singes et autres primates affichent un penchant pour les fruits sucrés, à tout autre type de nourriture. Certains chercheurs présument que les fruits étaient une source garantie de calories et d'énergie pour nos ancêtres des cavernes et que nous avons développé une affinité naturelle pour les aliments sucrés du fait de notre instinct de survie. Dans la même veine, nous « savions » que le goût sucré indiquait la maturité du fruit lorsque nous étions des cueilleurs dans la forêt. En vérité, tous les animaux préfèrent le sucré à tout autre type d'aliment. Des études menées sur des chevaux, des ours et des fourmis montrent un penchant universel pour les aliments sucrés.
>
> Les instincts qui nous poussaient à rechercher des fruits au goût sucré se sont standardisés de nos jours, puis pervertis en un désir de bonbons. La plupart de nos épiceries sont dépourvues de fruits vraiment sucrés, et c'est là l'une des raisons expliquant nos compulsions « modernes ». Une grande diversité de

denrées s'offre à nous, mais la plupart de ces produits sont mûris artificiellement, insipides et pas assez sucrés pour nous satisfaire.

Voilà une raison supplémentaire pour s'approvisionner dans les boutiques de produits naturels ; leurs fruits ont mûri dans l'arbre et sont très sucrés. Les denrées de l'agriculture biologique possèdent systématiquement plus de goût, de vitamines et de minéraux que les produits de l'agriculture conventionnelle. Bien sûr, leurs prix sont plus élevés, mais combien de fois vos fruits et vos légumes ordinaires ont-ils moisi au réfrigérateur parce que personne n'y touchait ? Si vous placez un bol de fruits, de raisins ou de carottes biologiques bien en vue dans le réfrigérateur, vos enfants seront incités à se servir. Et une fois qu'ils auront découvert leur goût, ils continueront d'en manger.

En outre, faire les courses dans un marché d'aliments naturels en compagnie des enfants se révélera une tout autre expérience que celle de les traîner au supermarché, en crise, parce qu'ils veulent des bonbons vendus à la caisse ; en effet, les magasins de produits naturels vendent des goûters nutritifs. Finies aussi les guerres dans l'allée des céréales industrielles, pour que vous leur achetiez ces céréales bourrées de colorants et de sucre.

Les émotions, les envies compulsives et la thérapie angélique

Ingurgiter des aliments est susceptible de procurer une sensation de bien-être, et beaucoup de nos envies traduisent un désir inconscient de nous autoanesthésier. Chaque aliment que nous désirons ainsi présente des propriétés aptes à modifier l'humeur et le niveau d'énergie qui influeront sur la neurochimie de notre cerveau, notre tension artérielle et notre rythme cardiaque. Lorsque nous avons besoin d'un aliment ou d'une boisson, c'est souvent parce que notre corps pressent un déséquilibre (causé par une situation troublante dans notre vie, par exemple). Notre corps désire compulsivement un aliment qui engendrera une homéostasie, un équilibre.

Quand les gens m'énumèrent les aliments dont ils ont un besoin maladif, j'en apprends beaucoup sur ce qui se passe dans leur vie. Certains schémas prévisibles associent des envies d'aliments spécifiques à des dilemmes de vie. Et le besoin compulsif de nourriture disparaîtra si nous affrontons sans ambages ces dilemmes. Si, par contre, nous n'en tenons pas compte, nos envies compulsives persisteront à nous hanter.

Voici quelques-unes des envies compulsives associées aux dilemmes de la vie et que l'on retrouve fréquemment chez les enfants indigo :

Envie de	Signification
Bière	Désir d'étouffer son anxiété. Besoin d'affection, de plaisir et d'appréciation.
Céréales ou autres aliments du petit déjeuner	Procrastination, tentative d'éviter d'entamer les tâches de la journée.
Hamburger	Se sentir effrayé par un sentiment de vide intérieur ou de dévalorisation. Être déprimé. Avoir peur dc l'échec.
Fromage (fort)	Lassitude et épuisement. Désir de réconfort et de renouveau. Fatigue.
Croustilles	Se sentir stressé ou anxieux et chercher à soulager son inquiétude. Désir d'être confirmé.

Chocolat	Recherche de l'amour romantique.
Café	Vide d'énergie du fait de se livrer à des activités qui semblent insignifiantes ou qui nous gênent. Épuisement, ressentiment ou déception reliés au travail.
Sodas	Désir de se sentir comblé et dynamisé. Également le souhait de ressentir des sentiments romantiques exaltants.
Sodas (diète)	Tentative de rester motivé et énergique, et lutte intérieure contre le stress.
Glace	Tentative de se faire plaisir et de se renouveler du fait d'une dépression.
Frites	Sentiment d'insécurité et de vide.
Noix	Trop de stress et pas assez de plaisirs. Désir de jouer.

Thérapie angélique contre les envies compulsives d'aliments

Des années durant, je fus accro au chocolat et j'en mangeai tous les jours. J'en avais particulièrement envie juste avant mes règles. Lorsque les anges me dirent qu'il me fallait renoncer au chocolat afin d'élever ma fréquence spirituelle, j'étais malheureuse et préoccupée. Ils m'expliquèrent que le sucre et la phényléthylamine, un stimulant, m'empêchaient de recevoir de l'information spirituelle avancée. Ils déclarèrent que le chocolat faisait figure d'« amour divin illusoire » et que j'en avais envie parce qu'en réalité, je recherchais l'amour de Dieu. Cela me parut logique, mais je me demandais bien comment j'allais arriver à m'abstenir d'une friandise que je convoitais sans relâche.

Je leur dis alors : « Je renoncerais volontiers au chocolat si je n'en ressentais pas l'envie compulsive. » Ils répliquèrent : « Nous demandes-tu de t'aider à guérir cette compulsion ? » Je compris que les anges avaient besoin de ma permission pour pouvoir m'aider. En effet, la loi divine du libre arbitre stipule que même le Créateur n'a pas le droit d'intervenir, à moins d'en avoir reçu la requête.

Je leur répondis donc : « Oui, je vous en prie, aidez-moi et guérissez-moi. Libérez-moi de mes envies de chocolat. » Le jour suivant, je n'en eus pas envie, ni jamais plus depuis ce jour de 1996. Même en allant voir le film *Chocolat*, je n'en avais aucun désir, ni pendant ni après la représentation.

Depuis, j'ai enseigné cette méthode à mes étudiants et aux personnes assistant à mes conférences. Plusieurs m'ont affirmé que les anges avaient guéri leurs envies compulsives de chocolat, d'alcool, de cigarettes et d'autres substances ou des comportements nuisibles à leur santé ou à leur bonheur.

Vous pouvez envoyer des anges à vos enfants indigo et demander que ces êtres célestes guérissent les envies compulsives de vos enfants. Les anges ont le « droit » d'intervenir dans la vie des autres dans la mesure où leur problème vous concerne aussi. Voici un exemple de prière :

> *Dieu et les anges guérisseurs, spécialement l'archange Raphaël, je vous prie d'aller vers mes enfants afin de les affranchir de leurs envies compulsives d'aliments ou de substances nuisibles à leur santé, à leur bonheur ou à leur mission de vie. Je requiers votre intervention, dans la mesure où je suis concernée par ce problème. Je remets maintenant la situation entre vos mains, et je sais qu'elle est déjà rétablie. Merci.*

Chapitre 10

Des exutoires à la créativité

Les indigos, les enfants surdoués, ceux qu'on a étiquetés de TDA ou de TDAH ainsi que les artisans de la lumière adultes présentent presque toujours une prédominance de l'hémisphère droit du cerveau. Les études scientifiques sur l'afflux sanguin et l'activité du cerveau des jeunes souffrant de TDAH révèlent qu'ils usent l'aire visuelle du cerveau davantage que le lobe de la logique.

Ce fait indique qu'ils interagissent avec le monde principalement par le biais de l'hémisphère cérébral droit, surtout axé sur la vision et les sentiments ; cet hémisphère est lié aux savoirs non verbaux tels l'art, la musique, les mathématiques, la philosophie, la psychologie et les arts parapsychiques. Les gens ayant une prédominance de l'hémisphère droit font d'excellents écrivains et orateurs, pourvu qu'ils apprennent à traduire leurs images mentales et leurs sentiments intenses en paroles.

L'hémisphère gauche, par ailleurs, est celui de la parole, et les personnes dont cet hémisphère domine excelleront naturellement en grammaire et en vocabulaire. La personne orientée « hémisphère gauche » est généralement bien ordonnée et obéit à l'autorité sans la remettre en question – elle l'apprécie !

Celle dont l'hémisphère droit prédomine est intuitive et ne se plie qu'à « l'autorité bienveillante ». Et encore, seulement lorsqu'elle comprend et accepte les motifs et les buts de la figure d'autorité. Ces gens apprennent par la faculté visuelle et réussissent mieux avec les graphiques, les cartes, les diapositives et les démonstrations qu'en consultant un livre ou en assistant à un cours.

En raison de leurs facultés sensorielles hautement réceptives, les individus dont l'hémisphère droit prédomine sont facilement distraits. Ils entendent chaque tic-tac de l'horloge à l'école et le son aigu des néons. Jeffrey Freed, M.A.T., auteur de *Right-Brained Children in a Left-Brained World*, cite le cas d'un garçon, Herb, doué d'une ouïe extrêmement fine. Pour cet enfant, les sons étaient démesurés, comme s'il portait un appareil auditif ajusté au réglage maximal. Quand son interlocuteur lui parlait sur le ton conversationnel normal, il supposait que celui-ci le grondait. Ceci pourrait expliquer pourquoi vos enfants indigo sont sur la défensive lorsque vous vous adressez à eux.

En général, les indigos et les artisans de la lumière adultes entendent dans une oreille un bourdonnement aigu. Il s'agit d'une fréquence que leur font parvenir leurs guides et leurs anges pour les aider à élever leurs émotions et leurs pensées au-dessus de la conscience collective problématique. Le son contient également des informations encodées qui leur sont transmises non verbalement. (Au fait, si vous entendez ce son et qu'il vous dérange, demandez mentalement à vos anges de baisser le volume, et ils le feront volontiers !)

Ceux d'entre vous qui sont malentendants se plaignent souvent du fait que leurs appareils auditifs sont davantage une malédiction qu'un bienfait. Ces appareils les forcent à entendre tout simultanément, plutôt que simplement le son souhaité. En conséquence, plusieurs y renoncent. Ils choisissent de les fermer plutôt que d'être assaillis par tous ces bruits. À une réunion de famille, ces personnes paraîtront nerveuses et antisociales. Mais leur problème, en vérité, c'est qu'elles sont malentendantes.

Il en va de même pour les enfants indigo qui se sentent agressés par les sons, les objets visuels et les sensations de toutes sortes. Ils se ferment en se réfugiant dans l'introversion, ou réagissent avec agressivité.

Le matériel pédagogique visuel fait des merveilles pour eux. Les compressions budgétaires ont réduit les programmes d'art dans bon nombre d'écoles, mais plusieurs enseignants charitables paient à même leurs propres ressources (souvent limitées) le matériel d'art requis. Néanmoins, les professeurs ont parfois une prédominance de l'hémisphère gauche. C'est d'ailleurs la raison pour laquelle ils excellaient à l'école. Ces individus de l'hémisphère gauche sont extrêmement organisés, suivent les règles et sont des auditeurs attentifs. Ils présument souvent que les autres apprennent de la même manière qu'eux et que tout le monde serait heureux si seulement chacun apprenait à s'organiser. Ils ne se rendent pas compte que leurs méthodes sont vaines auprès de gens qui traitent visuellement l'information.

La soif de créer

Les enfants indigo ont besoin d'exutoires pour extérioriser leur intense énergie. En ce sens, l'exercice est une bonne soupape qui leur évitera d'exploser comme une cocotte-minute. La créativité constitue un autre excellent défoulement pour eux. Au cours de plusieurs de mes séances, les anges se manifestent et suggèrent que les indigos s'impliquent dans un type quelconque d'activité créatrice. Tout est bon : fabrication de bijoux, décoration de la chambre à coucher, photographie, danse, musique, construction de châteaux de sable, dessin ou cuisine créatrice.

Gabrielle Zale, thérapeute, soigne depuis onze ans les enfants par l'art et la musique. En 1995, elle fonda une unité de thérapie par l'art dans un centre de traitement résidentiel pour adolescents. Elle évoque l'impact positif des arts sur les adolescents perturbés à l'institut :

> Les enfants avec qui je travaillais dans le cadre du programme de traitement résidentiel, d'après toutes les définitions connues aujourd'hui, étaient et sont des enfants indigo. En leur permettant d'exercer leur créativité, j'ai été le témoin quotidien de petits miracles sur eux, qui avaient souffert de tels sévices et qui étaient si perturbés qu'ils ne pouvaient même pas se concentrer pendant quelques minutes.
>
> J'ai découvert que ce que les enfants souhaitaient par-dessus tout, c'était la paix. J'ai également constaté qu'ils avaient besoin de dévoiler les trésors profondément enfouis en eux et de les exprimer grâce à la créativité et à l'imagination : par le chant, la danse, la peinture et le théâtre. À elle seule, la créativité métamorphosait leur comportement.
>
> Ils créèrent et peignirent tous les décors d'une pièce de théâtre que j'avais composée à leur intention au sujet de plusieurs des grands chefs amérindiens. Ils chantèrent de merveilleux chants traditionnels et spirituels sur la paix et l'amour. J'étais étonné qu'ils apprécient ce type de musique, étant donné leur penchant pour le *heavy metal* et le hard rock auxquels ils étaient accoutumés. Mais je les vis tous danser et chanter du fond du cœur.
>
> Ces adolescents sont aussi devenus plus responsables et fiables, car je leur confiais le soin de matériel et de décors de grande valeur. Ils assumèrent joyeusement et avec enthousiasme cette responsabilité parce que je leur avais fait confiance.

Le directeur en poste me demanda si je n'étais pas par hasard une « Pollyanna[1] », parce que je ne mentionnais jamais les aspects négatifs chez les enfants. Je lui répondis que j'espérais en être une parce que j'avais entendu Marianne Williamson dire que « Pollyanna accomplissait des miracles ». Elle percevait le meilleur chez l'autre, et c'est ce qu'il lui renvoyait.

Je constate que les enfants indigo réagissent à la vérité et détestent les mensonges de notre système. J'ai établi des limites très fermes avec eux, mais je fais toujours preuve de compréhension et de compassion. Il me semble que ces jeunes respectent ce type de punition et de discipline, et y réagissent le mieux.

Si l'énergie de ces enfants n'est pas canalisée vers des activités positives, elle peut être employée de manière très négative, très destructrice. Voilà ce qui se passe aujourd'hui dans nos écoles.

J'ai observé des métamorphoses draconiennes chez tous ces enfants lorsqu'ils donnent libre cours à leur créativité et à leur imagination. Ils se concentrent et deviennent plus souples. Leur tempérament capricieux disparaît presque entièrement et ils vivent par le cœur, devenant compatissants et animés du sentiment intime d'agir à l'intérieur d'un tout. Voilà ce que j'ai constaté dans tous les projets que j'ai dirigés.

Dawn, une enfant indigo, explique que n'importe quel type d'expression créatrice, mais tout spécialement la peinture et la musique, la met de bonne humeur. Elle affirme que lorsqu'elle crée, toute son énergie circule d'une manière qui lui procure un grand bien-être.

Comme je l'ai mentionné plus haut, les enfants indigo semblent avoir besoin d'une stimulation plus intense que les

1. Personnage d'une comédie dramatique du même nom, États-Unis, années 60. (NDT)

autres. Peut-être du fait qu'ils sont conçus pour une mission éprouvante. Peu importe la raison, les enfants indigo ont besoin de sources de stimulation saines. Citons, par exemple, la musique, le jardinage, le yoga, le chant et la danse. Si les indigos n'ont pas accès à ces défoulements créatifs ou à d'autres stimulations intenses, ils inventent leur propre forme de stimulation. Ils pourront alors agir dans le but d'attirer l'attention ou de susciter une crise dramatique qui leur donnera le sentiment d'être spéciaux.

La manière d'apprendre des enfants indigo

Les personnes soumises à l'hémisphère droit, tels les enfants indigo et les artisans de la lumière adultes, apprennent plus de ce qu'elles voient que de ce qu'elles entendent. Marianne m'avoua que son fils indigo, Brad, ne réussissait pas bien à l'école jusqu'au jour où elle comprit que son mode d'apprentissage était visuel. Elle se rappelle :

> Il tentait d'apprendre sa liste d'épellation phonétiquement en prononçant ou en écrivant les mots encore et encore. Mais peu importe les efforts qu'il y mettait, Brad ne pouvait pas obtenir des notes au-delà de 70 % dans les épreuves d'orthographe.
>
> Un jour, je me suis décidée à discuter avec lui de sa manière de traiter l'information. Presque accidentellement, je découvris que, lorsqu'il voulait se souvenir d'une chose, il la « voyait » dans son esprit. J'eus donc l'idée de l'entraîner à mémoriser l'apparence de ses mots à épeler, plutôt que de l'épauler dans son par cœur. Les résultats furent impressionnants !
>
> Brad obtint 100 % à l'examen d'orthographe qui suivit. Je devinais que, par le fait même, il était plus confiant. Aujourd'hui, il fait appel à cette même méthode de mémorisation visuelle pour les mathéma-

tiques, l'histoire et autres devoirs. Ce qu'il a à mémoriser, il le retient dans sa mémoire visuelle. Par la suite, durant les examens à l'école, il ferme tout simplement les yeux et « lit » les informations à partir des images conservées dans son esprit.

Marianne transféra Brad dans une école qui tenait compte des divers styles d'apprentissage des enfants. La plupart des écoles publiques et traditionnelles s'appuient sur une approche de type « hémisphère gauche » et linéaire. Du coup, livrez-vous à une petite enquête pour trouver une école qui reconnaît que le TDAH signale, en réalité, la présence d'un enfant de l'hémisphère droit dans une école mettant l'accent sur l'hémisphère gauche.

À l'instar de Marianne, il est possible de déterminer le style d'apprentissage de vos enfants en leur posant quelques questions sur leur manière de se souvenir et de réfléchir. Voici quelques exemples :

- Quand vous surprenez votre enfant à rêvasser, demandez-lui doucement de vous dire ce à quoi il songe. Tentez de savoir si sa rêverie lui apparaît sous forme d'images, ou s'il se concentre surtout sur des pensées. Les rêveries de nature plutôt visuelle ou axées sur la sensation signalent une pensée de type hémisphère droit.
- Après avoir vu un film ou regardé une émission de télé ensemble, posez la question suivante : « Qu'est-ce que tu as le plus aimé dans le film/l'émission ? » Notez, d'après ses réponses, s'il a prêté davantage attention aux images du film ou à l'apparence des acteurs (mode de pensée de l'hémisphère droit), aux sensations suscitées en lui par le film (mode de pensée de l'hémisphère droit), au message du film (mode de pensée de l'hémisphère gauche) ou à ce qu'il en a appris (mode de pensée de l'hémisphère gauche).

- Si vous découvrez une prédominance de l'hémisphère droit en vous ou chez vos enfants indigo, il serait important de développer votre mémoire photographique à tous. Ne manquez pas de nourrir les talents de vos petits. Leur propension visuelle est un outil très spécial qui favorisera leur réussite dans plusieurs domaines.

TDAH ou créativité ?

Dans le livre *Les enfants indigo* [Lee Carroll, Jan Tober], j'ai expliqué les similitudes entre les enfants surdoués, les enfants créatifs et ceux que l'on catalogue erronément sous l'étiquette TDAH. Enfant, on m'a classée dans le groupe des surdoués et on m'a mise dans des classes séparées. J'ai même sauté une année. Je suis bien heureuse que l'étiquette TDAH n'ait pas existé alors, parce qu'on m'aurait peut-être administré des médicaments plutôt que de me faire passer dans des classes plus avancées.

Ces cours furent une profonde source de satisfaction pour mon âme. Les instituteurs nous offraient toujours des leçons, des jeux et des activités qui nous incitaient à faire appel à notre créativité. Nous faisions des jeux de mots en guise de cours, ce qui contribuait à nos aptitudes sociales. Je vous suggère fortement de soumettre vos enfants indigo à un test pour déceler chez eux la douance ou une créativité particulière, même si leurs notes ne le justifient pas. Plusieurs enfants indigo qui s'ennuient dans les classes ordinaires révèlent leurs tendances au génie quand ils sont placés dans des programmes à la mesure de leurs talents.

Le chercheur Bonnie Cramond, Ph.D., a étudié à fond les similitudes entre les enfants qui sont fortement créatifs et ceux que l'on catalogue TDAH. Le Dr Cramond cite une expérience portant sur des enfants ayant reçu un diagnostic de TDAH. Les chercheurs découvrirent que la moitié d'entre eux avait obtenu un rang centile au-dessus de soixante-dix pour la créativité et que 32 % de ces enfants avaient obtenu un rang centile au-dessus de quatre-vingt-dix. Malheureusement, rares sont les psychologues et les psychiatres qui mesurent la « douance » lorsqu'ils effectuent des tests pour déterminer les comportements liés au TDA et au TDAH.

Cramond a découvert des études scientifiques révélant que les deux groupes (enfants très créatifs et ceux souffrant du TDAH) :

- sont enclins à se livrer à des comportements perturbateurs visant à attirer l'attention en classe.
- ne sont pas estimés par les professeurs autant que leurs pairs plus conformistes.
- sont capables de comportements qui procurent des sensations fortes. Les scientifiques supposent que cette quête de sensations peut mener une personne créatrice à découvrir de nouvelles expériences qu'elle incorporera à ses idées et à ses inventions. De surcroît, prendre des risques (un comportement similaire à la quête de sensations) est associé au succès en affaires et financièrement. Ce trait de caractère pourrait aussi expliquer pourquoi les enfants indigo se lassent facilement une fois qu'ils ont saisi ce qu'on leur enseigne.
- sont prédisposés à l'inattention. Ils rêvassent, imaginent de nouvelles idées, prêtent attention à leur voix intérieure ou aux conseils spirituels, et finissent par se désintéresser des conversations ou des activités qui ne leur semblent pas vraies ou qui n'ont rien à voir avec leurs intérêts.
- peuvent présenter un fort degré de « surexcitabilité », ou une tendance à l'agitation et à l'hyperactivité.

- sont souvent passionnés et enclins aux explosions de colère.
- sont fréquemment maladroits sur le plan social. Ils peuvent être timides, défensifs ou distants parce qu'ils se sentent différents des autres. Car il est plus facile de rester seul que d'être ridiculisé.

Le Dr Cramond conclut ainsi : « Peut-être que la différence entre les individus qui utilisent leur idéation rapide pour créer et ceux qui sont perturbateurs et improductifs, c'est tout simplement le talent et l'*opportunité* qu'ont les premiers d'exprimer leurs énergies et leurs idées d'une manière créative. » Voilà pourquoi il est essentiel de fournir à vos enfants indigo des exutoires créatifs et de les soutenir dans leur « différence ».

Voici les propos de l'enfant indigo Dawn :

> L'expression créatrice permet vraiment d'extérioriser vos sentiments profonds. Chaque fois que c'est possible, essayez de dessiner ou de peindre – même si ce ne sont que des lignes. Personne d'autre ne verra cela. Composez un poème ou une lettre à l'intention de quelqu'un à qui vous souhaitez parler. Cela vous aidera à éclaircir les situations de votre vie. Il faut créer chaque jour pour se libérer. Sinon, les choses s'accumulent, puis éclatent.

Chapitre 11

Les enfants indigo nous disent...

La majorité des ouvrages que j'ai parcourus au cours de mes recherches sur le TDA, le TDAH et les troubles de l'apprentissage comportaient des trésors de connaissances présentés par des scientifiques et des médecins. Plusieurs de ces publications exposaient un grand nombre d'études de cas ; cependant, je fus étonnée de la rareté des livres publiant les témoignages des enfants eux-mêmes.

Par conséquent, j'ai décidé de soumettre ici les réflexions des enfants indigo. J'ai demandé à ma belle-fille indigo, Nicole, de mener ces entrevues, car je savais bien que les indigos divulgueraient leurs sentiments plus librement s'ils s'adressaient à un pair.

Nicole demanda à des jeunes de divers âges et antécédents : « À votre avis, qu'est-ce qui permettrait aux adultes d'entretenir de meilleurs rapports entre eux ? » Ils accueillirent cette occasion de s'exprimer et d'enseigner. Voici leurs sages paroles, dont nous pouvons tous tirer profit :

Alec (21 ans)

Q : Qu'aimerais-tu dire aux adultes pour qu'ils s'entendent mieux avec les jeunes ?

R : Ils doivent comprendre que nous pouvons accomplir des choses. Les adultes ont tendance à croire qu'en raison de leur expérience, ils en savent plus long que nous. Mais peu importe combien de temps on a passé à faire une chose ; l'important, c'est ce qu'on a fait. Je ne prétends pas que tous les adultes ont tort, mais ils ne savent pas toujours comment s'y prendre. Ils devraient nous laisser apprendre à partir de nos propres expériences plutôt qu'avec les mots. Ils devraient nous laisser prendre des décisions parce que, s'ils le font pour nous, nous n'apprendrons jamais à bien faire les choses.

Q : Que modifierais-tu dans le comportement des adultes ?

R : Ils ne devraient pas être si rigides dans leurs habitudes. Je connais bon nombre d'entre eux qui sont convaincus d'avoir tout compris. Ils tiennent pour acquis leur façon de percevoir et de faire les choses. Ils cessent d'évoluer. Ils devraient comprendre que si une chose ne leur plaît pas, ils peuvent la changer. Je vois beaucoup de gens prisonniers d'un travail qu'ils n'aiment pas ; ils ne s'occupent pas d'eux-mêmes et, par la suite, se demandent pourquoi ils ne vont pas bien. Ils pourraient mieux s'occuper d'eux, mieux s'alimenter et dénicher un emploi qui leur plairait. Néanmoins, ils ne veulent pas changer parce qu'ils agissent ainsi depuis si longtemps qu'il leur est difficile de briser ce schéma. C'est une habitude. Voilà ce à quoi ils s'exercent depuis très longtemps, et l'on devient expert dans ce à quoi l'on s'exerce.

Q : Quelles valeurs tes parents t'ont-ils inculquées ?

R : Le respect d'autrui et de ses biens. À bien prendre soin de moi-même. À exceller dans ce que je fais, à réaliser ce dont j'ai envie et à bien l'accomplir.

Q : Quel message souhaiterais-tu transmettre aux adultes ?

R : Laissez les jeunes décider par eux-mêmes, jusqu'à un certain point. Le châtiment ne sert à rien. Expliquez-leur – ne les réprimandez pas et ne les frappez pas. Laissez-les s'exercer à prendre leurs propres décisions parce que eux seuls décideront quand ils en auront l'âge. S'ils n'ont pas l'occasion de s'entraîner à cela très tôt, ils risquent de prendre des décisions stupides plus tard. Je connais tellement d'enfants dont les parents se sont montrés si sévères qu'aussitôt sortis de la maison, ils ont fait des choses débiles. Ils se sont nui à eux-mêmes parce qu'ils n'avaient pas la capacité de décider avec justesse.

Q : Quelles fausses idées les adultes se font-ils à ton sujet ?

R : Mes grands-parents sont convaincus que je ne sais pas ce qui me convient. Ils veulent vraiment que je poursuive mes études ; ils sont persuadés qu'il me faut m'instruire. Mais nous sommes à une autre époque. Ils ont soixante-dix ans. Il n'est plus nécessaire désormais de fréquenter une école établie. Les gens sont différents, et il semble que le système d'éducation n'ait pas changé en vue de s'adapter aux besoins des gens. Je considère que nous ne devrions pas avoir à apprendre un sujet qui ne nous intéresse pas. Une grande part de l'instruction, c'est de faire ce que bon nous semble.

Dawn (20 ans)

Q : À ton avis, qu'est-ce que les adultes devraient comprendre pour qu'ainsi il soit plus facile de s'entendre avec eux ?

R : Il faut qu'ils cessent d'avoir tellement d'attentes au sujet des enfants et qu'ils les laissent devenir eux-mêmes d'une manière naturelle, plutôt que de leur imposer un système.

Q : Que modifierais-tu dans le comportement des adultes ?

R : Je pense que la plupart des adultes sont trop fixés sur l'argent : cette préoccupation accapare leur vie entière, et ils ne s'aperçoivent pas de ce qu'ils ont là, juste sous les yeux, comme leur famille. Plutôt que de passer du temps avec ceux qu'ils aiment, ils préfèrent aller gagner de l'argent, et c'est vraiment dommage.

Q : Quelles fausses idées entretiennent les adultes à propos des jeunes ?

R : Entre autres que nous formons tous une génération confuse, désordonnée, sans but dans la vie. J'ai entendu ça souvent et je n'y crois pas du tout. Certains jeunes sont formidables, ils vont changer le monde. Il me semble que les adultes ne s'en rendent pas compte. J'ai l'impression qu'ils croient que nous sommes tous paresseux et sans motivation.

Q : À ton avis, de quelle manière tes parents t'ont-ils influencée et ont-ils façonné qui tu es aujourd'hui ?

R : Mes parents m'ont beaucoup enseigné. Ce sont les meilleurs amis que j'aie au monde. Ils m'ont inculqué quelques leçons difficiles, surtout à propos des rapports humains, parce qu'en tant que parents, ils avaient un amour tout à fait inconditionnel et qu'ils étaient prêts à investir toute l'énergie nécessaire. Le fait d'avoir deux forces dans ma vie a fait de moi quelqu'un d'entier. J'ai tellement d'amis qui n'ont pas ce type de lien avec leurs parents. Je vois ce qu'ils sont et qu'il leur manque certaines choses à cause de cette carence. Mes parents ont eu une influence importante dans ma vie. Essentiellement, ils m'ont permis de me façonner au tout début de mon existence. Ils m'ont permis d'être librement qui je suis.

Q : Que veux-tu dire par là ?

R : Il y a peu de parents qui accepteraient le fait que tu n'ailles pas à l'université et qui ne tenteraient pas de te l'imposer et de te forcer à faire ce qu'ils jugent bon pour toi plutôt que ce que toi tu désires. Je pense que c'était d'une grande importance – d'avoir la certitude qu'ils croyaient tellement en moi qu'ils savaient que je n'en avais pas besoin, que je pouvais très bien me débrouiller sans diplôme universitaire en poche.

Q : Ils n'ont pas planifié ta vie ?

R : Précisément. Je m'en rends compte en fréquentant une amie en particulier. C'est une artiste merveilleuse, pleine d'imagination. Elle n'a que faire de la « vraie vie ». Ses parents l'ont forcée à aller à l'université, à réussir ses cours et à obtenir un diplôme, parce que voilà ce qu'on est censé faire. Et aujourd'hui, ils lui disent : « Tu devrais te qualifier pour l'enseignement, parce qu'il te faut tout de même un filet de sécurité. » À mon avis, c'est tragique ! Si je constatais que les tableaux peints par ma fille sont prodigieux, je l'encouragerais et l'appuierais sans hésitation afin qu'elle poursuive cette voie. Après tout, il est impossible d'endiguer une passion si forte. C'est incontrôlable, et le fait de s'obliger à accomplir une chose contre son gré me paraît insensé. Je ne comprends pas du tout pourquoi on voudrait imposer une telle chose à ses enfants, les obliger à vivre selon les attentes que l'on entretient à leur égard. C'est pourquoi je suis si reconnaissante que mes parents n'aient jamais agi de la sorte avec moi. Ça a été important dans ma vie.

Q : À quoi les parents s'attendent-ils de la part de leurs enfants ?

R : L'une des plus importantes attentes qu'on entretient envers mon groupe d'âge, c'est d'aller à l'université. Et c'est une attente qu'a la société en général, pas seulement les parents. Mais je crois que la pression qui s'exerce sur les parents vient de la société et de la norme ; il faut se plier à ce que tout le monde est censé faire. « Il faut passer quatre ans à l'université et décrocher son diplôme. Ensuite, tu peux obtenir un emploi, gagner 50 000 $, faire deux heures de route pour aller au boulot chaque matin et te sentir misérable. Je ne veux pas avoir de soucis d'argent, mais si je n'en gagne pas beaucoup, je ferai de mon mieux pour ne pas paniquer et être heureuse malgré tout, parce que je ferai ce qui me plaît plutôt que d'être prisonnière d'un travail qui ne m'intéresse pas.

Q: Y a-t-il un message que tu voudrais transmettre aux adultes ?

R : Tout spécialement aux parents : que votre relation avec vos enfants soit très dynamique et basée sur la communication. Faites de votre mieux pour écouter ce qu'ils vous disent plutôt que de leur imposer ce que vous croyez être juste pour eux. S'ils faisaient ainsi, tous les protagonistes seraient plus heureux. Si ce monde est à la merci de l'argent, que l'argent ne vous asservisse pas. Que votre famille soit votre trésor. À mon avis, nos rapports les uns avec les autres sont ce que nous avons de plus précieux au monde ; tout le reste est secondaire. Vos relations avec vous-mêmes, votre famille et vos amis devraient prévaloir sur tout le reste.

Elizabeth (16 ans)

Q : Que souhaiterais-tu que les adultes comprennent pour qu'ainsi il soit plus facile de s'entendre avec eux ?

R : Ils devraient se montrer moins autoritaires et laisser les enfants apprendre par eux-mêmes.

Q : Pourquoi les jeunes doivent-ils apprendre par eux-mêmes ?

R : Selon le principe « Facile à dire, pas facile à faire », si l'on fait l'expérience par soi-même, cela a plus d'impact sur soi que de se le faire dire.

Q : Quelles erreurs les adultes commettent-ils ?

R : Ils ne laissent pas les enfants faire leurs propres expériences. Et puis, ils sont trop critiques à l'égard des amis. La première impression n'est pas toujours la meilleure parce qu'elle ne révèle pas qui est la personne. Par exemple, le fait de juger sur son apparence quelqu'un qui s'habille d'une manière originale.

Q : En quoi tes parents t'ont-ils influencée ?

R : En tout, selon moi. C'est pourquoi il est si important que les parents connaissent bien leurs enfants, car ils se côtoient constamment. C'est donc crucial que ceux-ci s'ouvrent à eux, qu'ils soient honnêtes avec eux et qu'ils n'imposent pas trop leurs opinions. Les parents doivent cependant leur inculquer des valeurs primordiales, par exemple l'amitié, la confiance et la responsabilité. Et il faut qu'ils enseignent à leurs enfants par l'exemple, pas seulement par les paroles.

Q : Quel message aimerais-tu transmettre aux adultes ?

R : Si je le pouvais, j'aimerais qu'ils se mettent à notre place pour comprendre ce que c'est que d'être enfant. On dirait qu'ils ont oublié. Quand ils nous punissent, ou nous interdisent certaines choses, il semble qu'ils aient oublié à quel point ils étaient perturbés quand leurs propres parents leur faisaient subir le même traitement.

Adam (14 ans)

Q : À ton avis, qu'est-ce que les adultes devraient comprendre pour arriver à mieux s'entendre avec les enfants de ton âge ?

R : Qu'ils n'ont pas toujours raison. Je trouve que les adultes ont des opinions très arrêtées. Ils se cramponnent à leurs idées et sont têtus. Même s'ils pensent que tu as raison, au bout du compte, ils ne le reconnaîtront jamais parce que tu n'as que le tiers de leur âge.

Q : Pourquoi n'admettent-ils pas avoir tort ?

R : Je ne voudrais pas concéder qu'un enfant de trois ans a raison – voilà probablement comment ils voient les choses.

Q : En quoi cela aiderait-il s'ils agissaient autrement ?

R : On pourrait leur parler plus facilement.

Q : Quelles fausses idées les adultes entretiennent-ils sur ton groupe d'âge ?

R : Que nous sommes incontrôlables, cinglés et un peu stupides, j'imagine. Comme si nous étions prêts à tout. Mais ce genre de stéréotypes est injuste. Cette description vaut pour quelques-uns, mais ce n'est pas juste d'entretenir un stéréotype comme celui-là simplement parce que la moitié des jeunes est comme ça, alors que l'autre moitié ne l'est pas. Je sais que cette moitié démente l'est sérieusement plus que la plupart des gens. Mais il n'est pas juste de comparer les jeunes aux adultes, parce que ces derniers ont vécu plus longtemps et en savent beaucoup plus.

Q : Y a-t-il un message que tu souhaiterais transmettre aux adultes ?

R : Je voudrais qu'ils nous respectent et qu'ils évitent de considérer que les adolescents ou les enfants sont inférieurs.

Q : À ton avis, pourquoi vous jugent-ils ainsi ?

R : Les adultes semblent penser qu'ils ont réponse à tout, et la plupart du temps je me contente de m'en tenir à cela. Mais j'en suis venu à remettre davantage en question le système dans son ensemble et je leur trouve des défauts. Je sais bien qu'ils ne changeront pas. Par exemple, le système d'éducation me déplaît. Je préférerais entendre ce que pensent les élèves, plutôt que d'écouter un type donner un cours. Il serait plus intéressant de tenir des discussions. Plus tard dans la vie, nous allons apprendre de nos pairs. Pour sa part, le professeur pourrait participer à la discussion. Écouter un prof toute la journée, tous les jours, j'en ai marre.

Q : En tires-tu quelque chose ?

R : Ouais. Mais en fait, ce n'est que de la régurgitation de connaissances que j'ai déjà assimilées, et ça ne sert à rien. Ce n'est pas compliqué d'obtenir une excellente note à un examen : il s'agit simplement de se souvenir de ce que l'enseignant a dit, et ça n'est pas difficile. Je trouve aussi qu'ils nous dévalorisent quand nous commettons une erreur, et pourtant les erreurs sont la meilleure façon d'apprendre.

Q : Que leur suggérerais-tu de faire autrement ?

R : Je pense qu'on devrait tous s'asseoir autour d'une table et discuter d'une matière que nous apprenons, plutôt que d'écouter un cours. Il y a des élèves qui s'endorment, et moi aussi j'ai envie de dormir à certains cours. C'est d'ailleurs possible, si on se cache à l'arrière de la classe, ce que j'aime bien faire. Parce que sinon, c'est trop assommant. Si on avait des discussions, on devrait se regarder les uns les autres et participer. Ce serait alors impossible de disparaître à l'arrière de la classe.

Q : Que modifierais-tu dans l'attitude des adultes ?

R : Ils devraient se montrer plus tolérants à l'égard des enfants qui grandissent, parce qu'à l'heure actuelle, notre monde est en transition, il passe de l'ère industrielle à l'ère technologique. Il y a des jeunes de vingt ans qui gagnent des millions de dollars. Certains parents apprennent l'informatique de leurs enfants, et je pense que la nouvelle génération en sait plus à ce sujet. Si l'ancienne génération ne nous laisse pas lui enseigner, elle va être larguée.

Chris (20 ans)

Q : À ton avis, que devraient comprendre les adultes pour qu'il soit plus facile de s'entendre avec eux ?

R : J'aimerais bien qu'ils ne prennent pas la vie si au sérieux. Ils devraient s'amuser un peu.

Q : Y a-t-il un message que tu aimerais leur transmettre et qui favoriserait une meilleure entente entre vous ?

R : De bien prendre soin de leur corps et de s'adonner au yoga le plus possible.

Q : Quelles fausses idées les adultes entretiennent-ils à propos des jeunes de ton âge ?

R : Ils considèrent que nous ne savons pas de quoi nous parlons. Mais nous en savons beaucoup plus que ce que pensent les gens. Néanmoins, il semble bien que les adultes s'ouvrent peu à peu, et c'est une bonne chose.

David (21 ans)

Q : À ton avis, que devraient comprendre les adultes pour qu'il soit plus facile de s'entendre avec eux ?

R : Personnellement, je n'ai pas de problèmes avec eux. Mais je considère que cette habitude qu'ils ont de « tenir la main » de leurs enfants pose problème, ainsi que leur façon de les protéger en ne leur permettant pas d'explorer par eux-mêmes. C'est pourtant le meilleur moyen d'apprendre. C'est ainsi que j'ai appris beaucoup de choses : en comprenant par moi-même. Si quelqu'un vous tient la main constamment, ce n'est pas possible d'apprendre aussi efficacement.

Nicole (21 ans)

Q : À ton avis, que doivent comprendre les adultes pour qu'il soit plus facile de s'entendre avec eux ?

R : Pour y arriver, je crois qu'il faudrait d'abord qu'ils se débarrassent de leurs préjugés sur mon âge. Plutôt que de me considérer comme une fille de vingt et un ans qui ne sait rien – et c'est là l'attitude qu'ils tendent à avoir –, ils devraient me voir comme un être humain. Et s'ouvrir, peut-être même apprendre de moi plutôt que de se fermer parce que je suis jeune et que, prétendument, j'ignore tout de la vie.

Q : Si tu le pouvais, que modifierais-tu dans l'attitude des adultes ?

R : Je voudrais qu'ils soient plus ouverts au changement. S'ils ne se sentent pas bien, il ne faut pas blâmer leur âge. « Ah, attends d'avoir mon âge ! » J'entends ça tout le temps. Les voilà à cinquante ans, déjà prêts à mourir, comme s'il n'y avait plus rien à faire.

Je souhaiterais aussi que les adultes soient plus disposés à apprendre. Arrivés à un certain âge, ils semblent penser qu'ils ont fini d'apprendre. J'aimerais surtout les voir changer leurs attitudes bornées.

Q : En quoi tes parents ont-ils influencé ce que tu es ?

R : Ils ont définitivement eu une influence sur ce que je suis devenue. Je voudrais surtout les remercier pour la liberté qu'ils m'ont accordée. Ils m'ont permis d'être la personne que je voulais être, et pour cela, je les aime. Du coup, je n'ai pas eu envie de me rebeller contre eux, et j'ai pu apprécier leur compagnie. Je vois certains comportements chez ma mère que j'ai tendance à reproduire. Quant à mon père, je lui ressemble vraiment. J'espère que les parents se rendent compte à quel point leurs enfants vont leur ressembler. Par contre, les enfants sont plus dégourdis que ne le croient les adultes. Ils ne vont pas devenir tels que leurs parents leur *disent* d'être ; ils se modèleront plutôt sur leurs actes.

Q : Y a-t-il un message que tu aimerais transmettre aux adultes ?

R : Accordez aux enfants leur liberté. Ne les laissez pas se nuire, mais ne tentez pas de trop contrôler, parce que l'on ne peut pas contraindre un être humain. Ne leur dites jamais : « Si ce n'était pas de moi, tu n'existerais pas ! » Vous avez *choisi* de donner la vie à des enfants ; vous devriez donc les traiter comme les merveilleuses créations qu'ils sont. Donnez-leur davantage d'attention. Tous les gens que je connais qui sont très nerveux, et parfois même agaçants, sont ainsi parce que leurs parents ne leur ont pas accordé d'attention. Ils cherchent donc à en obtenir. Et les gens qui ont reçu beaucoup d'amour et d'attention, dont les parents leur ont fait sentir qu'ils étaient désirés, semblent plus sereins, plus souples.

Adultes, n'oubliez pas votre enfance. N'oubliez pas tout ce que vous avez fait quand vous étiez jeunes. Même si cette époque est révolue pour vous, vos enfants doivent encore la vivre. Ce n'est qu'un processus de la vie. Si vous les privez d'expériences, alors vous les privez d'une enfance, et il leur faudra la vivre plus tard.

J'ai un ami qui a grandi chez les Témoins de Jéhovah. Il a reçu une éducation très pieuse. Ces gens ne célèbrent pas les anniversaires ni Noël, ni rien de tout cela. Ses parents étaient d'une rigueur excessive. Aujourd'hui, il les a quittés, et il est cinglé. Il fait la fête sans cesse et consomme des quantités de drogues, tout ça parce qu'il n'a pu faire l'expérience de ces choses au sein d'une famille tolérante. Je considère qu'il est d'importance capitale de ne pas essayer de dominer les autres. Il faut laisser la personne être ce qu'elle est.

Ryan (20 ans)

Q : Que changerais-tu au comportement des adultes ?

R : Je ne sais pas s'ils le font exprès, mais ils ne semblent pas savoir comment traiter les jeunes. Ils se rendent inaccessibles, ou ne veulent pas comprendre, ou alors ils te disent ce qui ne va pas, ou ce qui va, à propos de ce que tu affirmes. En maintes occasions, durant ma jeunesse, j'ai senti que les adultes ne comprenaient rien à ce que j'essayais d'exprimer. Presque chaque fois que j'ai eu un contact avec eux, ils me donnaient des conseils sur ce qui était bien ou mal. Leur discours n'est pas authentique non plus ; ils répètent simplement ce qu'ils ont déjà dit, ou qu'ils s'imaginent devoir dire. J'aurais bien aimé entendre leur vérité et ce que leur cœur murmure, plutôt que les affirmations de leur raison. De plus, les adultes mentent beaucoup.

Q : Pourquoi mentent-ils, à ton avis ?

R : Souvent, ils jugent que tu n'es pas prêt à apprendre certaines choses. Ou encore, ils ne veulent pas être complètement sincères parce qu'ils estiment que tu ne comprendras pas. Parfois même, ils ont lu des livres qui indiquent comment aborder ce type de situations. Je sais bien qu'ils font de leur mieux, mais allez savoir pourquoi ça ne marche pas.

Q : Si les adultes étaient plus francs, cela t'aiderait ?

R : Bien sûr ! Particulièrement s'ils étaient plus ouverts avec leurs enfants quand ces derniers sont petits. S'ils étaient plus francs, les choses seraient bien plus simples.

Q : Quelles fausses idées entretiennent-ils à ton sujet ou sur les jeunes en général ?

R : Longtemps, mon apparence déroutait. Je reconnais que j'étais un peu disjoncté à une certaine époque.

Mais c'est dommage qu'ils ne voient que ça et qu'ils te traitent mal pour cette raison, qu'ils ne te laissent pas une chance.

Q : Comment aurais-tu aimé être traité ? Et est-ce que cela aurait changé ton comportement ?

R : Probablement pas. Dans une certaine mesure, c'était délibéré. Ça attirait l'attention, et j'appréciais ce que les gens pensaient de moi. « Oh la la, ce garçon amène les ennuis avec lui ! » En y réfléchissant, c'était pour attirer l'attention, capter le regard des gens. Et aujourd'hui, je n'apprécie plus l'attention que mon apparence se mérite.

Q : Qu'est-ce qui a changé ?

R : Je n'en sais rien. J'avais des piercings plein le visage. J'en étais au point où je détestais les gens qui me regardaient. Je ne pouvais pas le supporter. Peut-être que c'est ça vieillir : passer à une autre étape.

Q : As-tu un message à transmettre aux adultes ?

R : Je trouve qu'un grand nombre d'entre eux, lorsqu'ils vieillissent, perdent de vue ce qu'ils ont été plus jeunes et perdent ainsi le contact avec la nouvelle génération. Ils ne partagent pas leur vie. Avec les temps qui changent, les jeunes doivent traverser beaucoup d'expériences de toutes sortes ; bon nombre diffèrent de celles des adultes, mais quelques-unes sont aussi similaires. Les jeunes vivent tous les mêmes choses – c'est une autre époque, tout simplement. Les adultes oublient ce que c'était d'être jeune et, de ce fait, ne savent plus comment aborder les jeunes.

S'ils pouvaient faire revivre cette partie qui reste juvénile en eux, ils se sentiraient plus entiers. Ils peuvent la faire renaître, parce qu'elle n'est jamais vraiment perdue. Ce n'est pas comme perdre une habitude, comme si la jeunesse disparaissait à cause de toutes nos responsabilités et du fait de vieillir. Tellement de gens l'oublient et éprouvent des difficultés à s'identifier à la nouvelle génération parce qu'ils ne la connaissent plus ; ils ne la vivent plus. Il ne faut pas perdre sa jeunesse de vue.

Ils sont figés dans l'habitude d'être des adultes, à un point tel qu'ils ne savent plus ce que c'est de s'amuser. Je le vois chez tant de gens. Essayez de ne pas oublier la manière dont pense un enfant. Les enfants ne jugent pas les autres.

Charles (22 ans)

Q : D'après toi, que devraient savoir les adultes au sujet des enfants indigo ?

R : Les indigos sont probablement les membres de notre société les plus incompris. Dans une société où le rythme est frénétique et où l'on est débordé à chaque instant, les adultes n'ont pas le temps de répondre à des questions sans fin ou d'accorder aux indigos la quantité d'attention dont ils ont besoin. De ce fait, ces derniers sont perçus comme encombrants.

De toute évidence, les indigos sont doués du potentiel qui leur permettra de surpasser l'adulte moyen en intelligence et en force. Il faut donc supposer qu'ils sont ici pour jouer un rôle plus important. Et croyez-moi, ils ne sont pas le fruit d'un hasard (bien que ce fût un temps l'idée – mais voilà une tout autre histoire).

Q : Pourquoi les adultes et les enfants ne s'entendent-ils pas, à ton avis ?

R : Ce n'est pas que je *crois* savoir : je *sais* exactement pourquoi les parents et les enfants ne s'entendent pas à l'heure actuelle. Les parents ont l'impression que les enfants sont incontrôlables, et les enfants s'imaginent que leurs parents ne pourront jamais les comprendre. Et vous savez quoi ? Ils ont tous raison. Les indigos *sont* impossibles à contrôler. Mais c'est ce qui est bien.

Vous vous promenez dans la rue tout en échangeant avec les gens, et finalement, tout ce que vous entendez, ce sont des plaintes. Et à quel sujet, demandez-vous ? Eh bien, je crois que vous savez – le gouvernement est en tête de liste, suivi de près par l'argent, les problèmes domestiques, etc. Je n'entends que ça toute la journée, mais qui fera en sorte que ça change ? Vous ? Je ne le pense pas.

À l'heure actuelle, nous sommes contraints d'être prisonniers de nos vies et de nos objectifs, même si nous savons que les choses pourraient aller beaucoup mieux dans le monde. Nous nous contentons de dire : « J'imagine que ça pourrait être pire. » Mais n'ayez crainte, nos sauveurs sont là. Si vous ne pouvez exercer une autorité sur vos enfants, croyez-vous que le gouvernement le pourra ?

Q : Si tous les parents d'enfants indigo se retrouvaient réunis dans une pièce et que tu puisses leur adresser seulement quelques phrases, que leur dirais-tu ?

R : « Je ne m'attends pas à ce que vous nous compreniez ou que vous jugiez nos actions acceptables. Nous sommes ici pour un but noble, et bien que vous ne puissiez pas encore concevoir d'utilité bénéfique à nos tendances, elle vous apparaîtra bientôt. Vous vous refusez à y songer ou à l'admettre, mais vous élevez des guerriers. Et il ne s'agit pas de soldats faits pour combattre jusqu'à la mort. »

Q : À ton avis, quelle est la mission des enfants indigo ?

R : Dans quinze ou vingt ans d'ici, lorsqu'ils apporteront leur contribution à notre société, quelque chose de merveilleux se produira. Ils se lasseront un peu plus chaque jour de notre gouvernement dominateur. Envisagez donc une société constituée de gens à l'image de vos enfants. Cela fait presque peur, n'est-ce pas ? Ces enfants préserveront la même attitude adverse devant l'autorité toute leur vie durant.

Lorsque vous les affublez de l'étiquette TDA ou TDAH, et leur donnez des substances chimiques comme le Ritalin, l'imipramine ou la désipramine, vous ne faites que restreindre temporairement leurs actions. Ces enfants sont nés ainsi, ce n'est pas leur faute. Vous et eux pouvez coexister en paix. Mais pour y arriver, il vous faut absolument abdiquer un peu de votre autorité. Je ne veux pas dire de les laisser faire ce qu'ils veulent. Il vous faut simplement comprendre qu'ils sont programmés pour se rebeller. Plus étroitement vous les enchaînerez, plus ils se rebelleront.

Q : En tant qu'enfant indigo, quel conseil aimerais-tu donner aux parents et aux professeurs de ces enfants ?

R : Les indigos repèrent les mensonges comme le nez au milieu du visage. Ils peuvent également repérer si une personne est déséquilibrée ou si elle a de mauvaises intentions. Le mieux à faire, c'est de tout simplement prendre les choses comme elles viennent. Personne ne prétend que c'est facile d'élever des enfants, et les vôtres se calmeront – éventuellement. Quand vous leur parlez, montrez-leur que vous êtes sincères. Regardez-les droit dans les yeux ; ne leur faites pas de menaces ou de fausses promesses. Expliquez-leur l'effet que leurs actions ont sur vos sentiments, comment elles vous affectent. Ne leur dites pas qu'ils gâchent leur vie ou quoi que ce soit de semblable. Voyez les choses ainsi : apport négatif, effet négatif ; apport positif, effet positif.

Hunter (21 ans)

Q : À ton avis, qu'est-ce que devraient comprendre les adultes pour que ce soit plus facile de s'entendre avec eux ?

R : Si nous n'en savons pas autant qu'eux, du fait que nous sommes plus jeunes, nous connaissons des tas de choses qu'ils ne connaissent pas, grâce à notre jeunesse.

Q : Que modifierais-tu dans le comportement des adultes ?

R : La tendance à faire des suppositions et des généralisations à partir d'informations inexactes.

Q : Que voudrais-tu leur dire ?

R : Essayez de vous défaire des idées préconçues sur le sens de mes paroles. Et apprenez à vous détendre, parce qu'au bout du compte, quatre-vingt-dix-neuf pour cent des gens sur cette planète finissent par avoir une vie convenable. Ne tentez pas d'imposer quoi que ce soit à vos enfants. Ils grandiront en temps et lieu. Vous pouvez seulement leur offrir un lieu où dormir, de la nourriture et votre amour. Nous découvrirons ce que nous voulons faire au fil d'expériences variées. Si vous exercez des pressions sur nous et tentez de nous plier à ce que vous voulez que nous devenions, vous risquez d'être déçus. Par exemple, il arrive souvent que les parents, dans le but d'en impressionner d'autres, racontent ce que fait leur enfant. Ensuite, à leur tour, les autres parents font la même chose. La vérité est qu'à dix-huit ans, personne ne sait vraiment ce qu'il veut faire.

Chapitre 12

L'astrologie et les enfants indigo

Comme je le disais au chapitre 3, il est possible de nous souvenir de notre mission de vie personnelle en examinant les traits pertinents à notre signe astrologique solaire. S'il est naturellement simpliste de ne s'en tenir qu'à ce signe, cet élément fondamental peut toutefois nous fournir quelques précieuses révélations.

De la même manière, l'étude du signe solaire de vos enfants indigo vous permettra de mieux les comprendre. Depuis plusieurs années déjà, l'astrologue Michele Avanti dresse des cartes du ciel pour des enfants et leur famille. Dans le présent chapitre, elle nous éclaire sur la meilleure manière de travailler, de parler et de jouer avec les enfants indigo, d'après leur signe solaire. Naturellement, pour acquérir une compréhension encore plus profonde de vos indigos, il faudra établir une carte du ciel en bonne et due forme. Cette carte vous indiquera les diverses planètes et les différents aspects qui influencent la personnalité, le comportement et la mission de vie de votre enfant.

Brève introduction à l'astrologie

L'homme scrute les étoiles depuis plus de quatre mille ans. Selon des comptes-rendus anciens, les Babyloniens cherchaient les figures dans les étoiles et tentaient par la suite de les mettre en correspondance avec les événements terrestres. Plus tard, l'on qualifiera ces formes géométriques de *ptolémaïques*, d'après Ptolémée, fervent astrologue et astronome de son époque.

Par leur observation du mouvement des planètes dans les constellations, les astrologues remarquèrent que chaque constellation exerçait une influence particulière sur celles-ci. Ainsi, ils acquirent une compréhension de l'influence de chaque planète et, en outre, de chaque constellation, ainsi que des effets des planètes combinées en divers schémas géométriques dans les cieux. (Les astrologues contemporains appellent ces figures des *aspects.*)

Au XXe siècle, nous avons compris ce qu'est la résonance. Il s'agit de la réponse d'un corps à un autre par l'entremise d'un son, d'une onde magnétique ou électronique, de micro-ondes, etc. Avant le XXe siècle, toute action résultant d'une réponse résonante n'aurait pas été comprise et aurait été interprétée comme un phénomène surnaturel.

Au cours du XXIe siècle, à mon avis, la résonance dissipera cette conception selon laquelle l'astrologie relève de la magie ou de la pseudoscience. Nous apprendrons que chacun des corps célestes de notre système solaire laisse derrière lui une trace électromagnétique sur l'ADN humain au moment précis où un enfant voit le jour (en réalité, au moment où toute créature terrestre voit le jour). C'est pourquoi, lorsque ces corps célestes se déplacent dans l'espace et tracent une figure géométrique à leur empreinte sur l'ADN individuel, nous obtenons une réaction résonante. À mon avis, c'est ainsi que fonctionne l'astrologie !

Pour les parents d'enfants indigo

- Comprendre la nature de vos enfants dès le départ s'avérera précieux, et c'est de ce point de vue que l'astrologie prend tout son sens. Dès la naissance, nous possédons tous, sur le plan astrologique, une boîte à outils, et celle-ci nous permettra d'accélérer l'épanouissement et l'apprentissage de chaque enfant.
- Grâce à la date de naissance de vos enfants et celle de chaque membre de la famille, vous pouvez obtenir les positions planétaires requises pour comprendre leur tempérament naturel. Examinons d'abord les éléments et voyons comment ils ont trait à vos enfants indigo.

Les éléments

Le premier élément est le feu.

C'est l'élément lié à la créativité.

Le feu est un élément actif, créatif. Il ne demeure pas immobile facilement, n'est-ce pas ? Il vacille et s'agite, et s'il peut s'étendre, il brûlera une maison entière ou des milliers d'hectares de terres. S'il est bien contenu (discipliné), il procure la chaleur, la lumière et permet de cuire les aliments ; de ce fait, il sustente la vie, pourvu qu'il soit bien maîtrisé.

Les enfants qui présentent une prépondérance du feu dans leur thème astrologique seront très actifs. Ils pourraient même être hyperactifs. Ils n'aiment pas se tenir tranquilles et préfèrent être le centre d'attention. Ils sont très imaginatifs et exubérants. On les dit souvent inspirés. Ces enfants auront besoin d'activités. La meilleure façon de travailler avec eux consiste à leur donner de quoi s'occuper, s'inspirer et créer. Cela les comblera.

Exiger d'un enfant feu de se tenir tranquille et en silence pour un long moment s'avérera une dure épreuve pour lui, sans bienfait apparent. Néanmoins, s'il faut qu'il reste tranquille pendant un bout de temps, donnez-lui un travail créatif qui sollicitera son niveau de conscience spécifique. Alors, il sera capable de travailler avec vous.

Les signes de feu sont : le Bélier, le Lion et le Sagittaire.

Le deuxième élément est la terre.

Il s'agit de l'élément de la matière physique.

L'élément terre est très stable. Si vous observez un amas de terre ou une montagne, vous constatez que pas grand-chose ne bouge. Vous voyez plutôt le calme et la sécurité, la force et la capacité de procurer une subsistance. Organisée grâce aux efforts humains, la terre peut devenir merveilleuse et s'épanouir, par exemple, sous la forme d'un parc ou d'un jardin. Ensemencée, arrosée et en lui allouant un temps pour la croissance, la terre fournit les aliments. Si trop de graines y sont semées, certaines mourront alors que les plus coriaces étoufferont les autres. Si on l'inonde, les graines mourront parce que la boue les empêchera de produire des racines. Si on ne lui donne pas assez d'eau, la terre s'assèche, durcit et se fissure sans donner vie aux plantes. Si on ne lui accorde pas assez de temps, les plantes ne mûrissent pas et ne donnent ni fleurs ni fruits.

Cette description convient bien aux gens de type terre. Ces individus ne bougent pas rapidement. Ils réfléchissent en profondeur et ont besoin de sécurité. Ils aiment à posséder des biens parce que la propriété est à leurs yeux un gage de sécurité. Ils sont loyaux et fiables, et il n'est pas dans leur nature de se déraciner tout d'un coup pour aller ailleurs. Tout comme la terre, ces personnes peuvent être ensemencées d'idées ou de conseils, puis abreuvées d'amour et d'encouragements. Ensuite, il faut s'éloigner et leur laisser le temps de grandir. Si on leur donne trop d'idées ou de conseils, elles sont accablées et ne peuvent rien produire de bon. Si on les dorlote à l'excès et qu'on leur accorde trop de soins, ces gens deviennent dépendants et ne s'implantent pas ; ils ne se tiennent pas debout seuls. Si, au contraire, on ne leur apporte pas assez de soins, ils se durcissent et deviennent sans vie ; il faudra alors plus d'attention de votre part (fertilisant) pour les adoucir et plus d'amour (eau) pour les ramener à la vie. Les gens terre prendront le temps de bien accomplir un travail. Comme la terre, ils sont persistants et laissent rarement tomber.

Les enfants dont le thème astrologique présente une prédominance de l'élément terre ont besoin de limites pour se sentir aimés et en sécurité. Il ne faut pas les pousser, mais plutôt les guider ; il ne faut pas les déraciner sans leur donner beaucoup de temps pour accepter la situation, et s'il leur faut affronter des changements subits, on doit leur fournir l'occasion de s'exprimer physiquement. En colère, ils doivent avoir un moyen de s'exprimer physiquement sans danger. Ils apprécieront danser, sauter à la corde, lancer une balle, courir avec le chien ou façonner de la pâte à modeler. À leurs yeux, la discipline est un témoignage d'amour. Ils ont besoin de se sentir en sécurité. Imposez-leur des règles, et s'ils le demandent, expliquez-en la raison. Accordez-leur votre soutien et du temps pour s'adapter à de nouvelles idées ou résoudre des problèmes difficiles.

Les signes de terre sont : le Taureau, la Vierge et le Capricorne.

Le troisième élément est l'air.

C'est l'élément de l'activité mentale.

L'air est sujet à la fluctuation. Il peut passer de chaud à froid ; il peut se déplacer et même changer de forme pour se transformer en gaz ou en vapeur. Il peut être clair ou brouillé. Difficile de l'attraper et de le retenir. Rarement immobile, il peut être parfois silencieux. À d'autres moments, il crépite, s'électrise ou tremble d'un tonnerre terrifiant.

Les humains ne peuvent communiquer sans l'apport du souffle – de l'air. Cet élément éthéré soutient la note du soprano et soupire sur scène. Sans lui, nous ne pourrions vivre, penser ou communiquer. L'élément air conduit l'oxygène au cœur. C'est aussi le signal que nous entamons une vie nouvelle, à la naissance. L'oxygène contenue dans l'air alimente notre cerveau et nous permet de penser et de comprendre.

Les enfants chez qui l'élément air prédomine sont des penseurs. Volubiles, ils débordent d'idées et d'énergie créatrice de nature à inspirer. Ils discuteront tout en murmures ou en vociférant, et présenteront des réactions soudaines, marquées et directes. Ils gardent rarement le silence pendant bien longtemps. Ils voudront comprendre ce qui se dit et ne se plieront pas forcément aux ordres du genre « Fais-le ainsi ! ». Contrairement aux enfants terre, les enfants air n'aiment pas les règles à moins de les comprendre, et même alors, ils se sentiront peut-être enclins à les modifier. Il faut prendre le temps d'expliquer à fond le comment et le pourquoi de tout ce qui se rattache aux enfants air. Accordez-leur du temps pour poser des questions, puis laissez-les commencer le projet. Attendez-vous à un grand nombre de questions, et donnez-leur l'occasion d'en examiner les réponses. Permettez-leur d'établir avec vous les règles ou le type de discipline auquel ils devront se soumettre. Ces choses leur offriront les défis et l'assurance dont ils ont besoin pour s'épanouir.

Les signes d'air sont : les Gémeaux, la Balance et le Verseau.

Le quatrième élément est l'eau.

C'est l'élément des émotions.

La lune suscite les marées, et du fait que les humains sont d'abord composés d'eau, elle influe également sur eux. La pleine lune peut éveiller en nous les tendances romantiques, intuitives, sensibles, passionnées ou colériques. L'eau soumise à des principes spécifiques réagira de diverses manières, cependant prévisibles. Concentrée, tel un ruisseau coulant vers la mer, l'eau bouillonnera joyeusement. Dans un contenant, elle sera immobile et placide. Sujette aux pressions internes de la terre, elle sera impétueuse et captivante, jaillissant du sol dans l'air sous forme de geysers. Poussée jusqu'à ses limites, par-dessus une falaise escarpée, elle deviendra une cascade tumultueuse, assourdissante, turbulente. Finalement, sous l'effet du froid, elle s'assagira, gèlera, se solidifiera et s'immobilisera.

Les enfants chez qui l'élément eau prédomine présenteront toutes ces caractéristiques. Ils seront très sensibles aux sentiments de ceux qui les entourent. Si on leur donne des principes sécurisants à suivre, ils seront sereins. Sujets aux tumultes intérieurs, ils réagiront fortement et pourront même exploser avec fureur. Poussés jusqu'à leurs limites, ils bousculeront les barrières avec plus de puissance qu'on ne l'aurait cru. Finalement, dans un environnement sans amour ni chaleur, ils se décourageront et se retireront du monde.

Les enfants eau ont besoin de soins et d'amour. Il faut les inciter à exprimer leurs sentiments et à se faire confiance. Leur nature sensible exige des expériences tactiles, et l'on devrait les pousser à créer de leurs mains et à s'exprimer par le corps. Ils ont besoin de plus de câlins que les enfants feu ou air, et même un peu plus que les enfants terre.

Les signes d'eau sont : le Cancer, le Scorpion et les Poissons.

La synergie entre les éléments

Le feu est alimenté par l'air. La terre est sustentée par l'eau. Le feu écorche la terre. L'air se déplace autour de la terre. L'air et l'eau ne se mélangent pas. L'eau éteint le feu. La terre éteint le feu. L'eau ne peut dominer l'air. La terre peut étouffer l'air.

De fait, si nous souhaitons aider nos enfants à s'entendre, il nous faut connaître les éléments prédominants dans leur carte du ciel. Faire travailler un enfant feu avec un enfant eau, ou pire encore, avec un enseignant eau, pourrait avoir des conséquences désastreuses. Si nous comprenons la nature de nos enfants, et la nôtre, nous sommes dès lors mieux préparés à respecter et à combler les besoins de chacun.

Survol des signes astrologiques

Ici, Michele Avanti vous offre un bref aperçu des tempéraments liés à chaque signe astrologique. Notez bien qu'un enfant dont le soleil ou la lune se situe dans ces signes, ou qui possède plusieurs planètes ou des aspects sensibles dans ces signes, présentera un plus grand nombre de ces traits. Cet aperçu devrait vous aider à mieux comprendre leurs besoins.

Bélier
(21 mars-20 avril)

Les enfants Bélier adorent concevoir des projets grandioses, visibles et primés qui les mettront en valeur. Ces enfants sont très actifs et physiques. Ils ont besoin d'être vus et reconnus pour leurs réalisations. Ce sont des gens qui visent les médailles ; elles les épanouissent.

Pour eux, le corps est crucial, et ils adorent le montrer. Ces enfants sont athlétiques, compétitifs et physiques. Ils peuvent même se montrer agressifs, voire déchaînés, s'ils sont en colère. Vous devez leur donner des projets de nature physique si vous voulez qu'ils gardent le silence, et leur dire que leur concentration et leur endurance seront récompensées. Ils n'excellent pas forcément dans une discipline, à moins que ce ne soit de nature physique ou athlétique reconnue. La tenue vestimentaire est également importante pour les enfants Bélier. Ils s'expriment par leurs vêtements.

Chez les enfants Bélier, les problèmes de santé se situent au niveau de la tête. L'expression « grosse tête » leur convient bien ; elle les décrit parfaitement. Enseignez l'humilité à ces enfants. Si vous comprenez que nous sommes tous égaux, et simplement doués de niveaux de conscience différents, alors les enfants saisiront que la compétition n'est le fait que des mondes inférieurs. Ils gagneront parfois, et perdront en d'autres occasions. Mais l'âme ne perd jamais, puisque nous gagnons tous à faire l'expérience de la vie ! Voilà la clé d'une bonne santé pour les enfants Bélier.

Taureau

(21 avril-20 mai)

Les enfants Taureau seront les plus entêtés de tous. Songez à une montagne. Il faut de la dynamite pour la bouger. C'est ainsi qu'il faut concevoir une personne dont la carte du ciel est dominée par le Taureau. Ces enfants adorent la sécurité de la routine et feront preuve de loyauté jusqu'à l'excès. Il faut leur enseigner à lâcher prise et à laisser vivre. Le mot *changement* prend des allures négatives à leurs yeux, il leur faut l'apprivoiser.

Enseignez-leur d'abord les cycles de la vie dès la naissance et persistez dans cette voie. Qu'ils se réjouissent de l'alternance des saisons et orientent leur attention sur ce qui vient, plutôt que sur ce qui est révolu. Incitez-les à prendre plaisir à faire don de quelques-unes de leurs choses, plutôt que de les accumuler. Pendant la période de Noël, ces enfants participeront avec bonheur à des activités charitables.

Les natifs du Taureau doivent aussi élargir leur point de vue sur le monde et reconnaître leurs défauts pour ainsi être capables de chercher l'aide dont ils ont besoin face à une embûche. La discipline par la routine est chose aisée pour eux, alors que toute nouveauté leur paraît de prime abord rebutante. Chaque mois, explorer avec eux de nouvelles options ; cela les aidera à s'ouvrir. N'oubliez pas qu'ils sont obstinés ! Partant, il faut les inciter à concevoir ce programme. Voilà comment l'idée devient la leur, pas la vôtre. Les petits natifs du Taureau adorent les rituels.

De tous les signes astrologiques, les enfants Taureau seront peut-être les plus tactiles. Ils seront très sensibles à la texture et au confort de leur literie et de leurs vêtements. On peut également faire appel à tout ce qui leur donnera un sentiment d'importance pour les aider à vaincre leurs peurs. Aiguillonnez-les par des compliments, et puisqu'ils adorent se faire photographier, prenez-les en photo avec leurs réalisations. Ils se délectent de sucreries, mais je ne conseille pas d'employer ces récompenses avec eux. Les friandises peuvent nuire à leur santé et, plus tard, leur servir de béquille dans les situations susceptibles de mettre en péril leur sentiment de valeur personnelle. Sensibles sur le plan kinesthésique, les natifs du Taureau aiment à se laisser aller à des excès de nourriture ou de boisson et seront enclins aux problèmes de poids. Les récompenses indiquées dans leur cas pourraient être des objets de luxe, des photos ou quoi que ce soit qui fasse plaisir au corps.

Leurs problèmes de santé se situeront au niveau de la gorge. L'expression personnelle prévaut sur la sécurité et le luxe. Voilà la clé d'une bonne santé pour le Taureau. Enseignez à vos enfants à parler en dépit de leur crainte de perdre quelque chose. Rappelez-leur que leurs anges les aideront à formuler les mots, même s'ils craignent terriblement de perdre quelque chose de précieux à cause de ces paroles.

Gémeaux

(21 mai-20 juin)

Les Gémeaux, ce sont les idées, les idées, et encore les idées. Leur esprit est une palette d'idées en mouvement perpétuel. Ces individus sont tellement occupés par leurs idées, qu'il leur est difficile de se concentrer. Ils parlent sans arrêt, et vous vous demandez s'ils ont le temps de penser ; mais en vérité, ils ne cessent jamais de réfléchir.

Ils sont susceptibles de souffrir d'insomnie, simplement parce que leur esprit ne peut pas s'arrêter. Il faudra leur enseigner tôt comment détendre et calmer leur esprit. La méditation active est indiquée. Il est également recommandé de leur apprendre à répondre à leurs propres questions. Ils doivent prendre conscience d'être en fait reliés à une puissance supérieure et de posséder toutes les réponses.

Ces enfants sont très tendus, très actifs. Sans être forcément férus de sports, ils s'intéressent à la musique, et cela peut s'avérer leur plus grand atout. Par un choix judicieux de musique, et en les aiguillonnant dans cette direction, vous pouvez les aider à se détendre et à se concentrer. Ils adorent les fêtes et les rassemblements de toutes sortes. Ces activités pourront également servir à récompenser un effort soutenu et l'achèvement d'un projet. Dans cette vie, ils apprennent à effectuer des choix, et il leur faut comprendre que leur attitude en est la clé.

Les problèmes de santé chez les Gémeaux se manifesteront dans les bras et les poumons. La respiration est la vie. Voilà la clé de leur santé. Les Gémeaux doivent s'exprimer et agir selon ce qu'ils pensent. Les bras pointent vers la direction que nous voyons et vers les mots que nous énonçons, et ils se façonnent sur notre respiration. Ainsi, si vous leur enseignez à parler, à s'exprimer et à agir en accord avec leur pensée, les Gémeaux resteront en santé.

Cancer

(21 juin-20 juillet)

Les natifs du Cancer sont de grands sensibles sujets aux sautes d'humeur et qui aiment la famille. Ces individus seront le plus souvent régis par leurs sentiments que par la raison. Ils sont tenaces et se montrent très protecteurs à l'égard de ceux qu'ils considèrent comme de la famille. Ils cherchent à s'occuper des autres, et à ce qu'on s'occupe d'eux. Ils aiment bien manger, leur chez-soi, leurs ancêtres, les antiquités et l'histoire de leur famille ou de leur pays. Ce sont les patriotes de la nation.

Enfants, ils ont besoin qu'on leur laisse le loisir de clarifier leurs sentiments. Ils perçoivent les événements globaux et les situations à partir des réactions de leur famille, de leurs ancêtres, de leur pays. Ils prennent mal la critique. En ce sens, il est donc important de leur apprendre tôt dans la vie à assumer les problèmes sans se sentir personnellement visés ou menacés par l'évaluation d'autrui.

Dans le choix d'une méthode d'enseignement, il faut tenir compte de leur nature sensible. Ces jeunes réagiront aux ennuis en se murant en eux-mêmes et en se fermant ; ils auront malgré tout de la difficulté à oublier. Les problèmes et les critiques demeurent en eux longtemps après que le professeur a considéré le sujet clos. Mieux vaut leur faire passer en revue leurs propres travers et les laisser tenter de les voir sous un jour plus réaliste.

Les natifs du Cancer doivent apprendre à évacuer leurs émotions et à oublier les situations révolues. Aidez-les à utiliser le passé en se concentrant sur le présent et en mettant en œuvre leurs objectifs pour l'avenir. Apprenez-leur la flexibilité en tout. On peut accomplir beaucoup en les incitant à participer à des projets à la maison, comme cuisiner par exemple, et cela vaut autant pour les garçons que pour les filles. Des leçons de natation leur seront également bénéfiques. Aidez-les à se détendre, et songez à leur offrir une petite fontaine pour leur chambre à coucher ou un CD comportant le chant de l'eau.

Chez les natifs du Cancer, les problèmes de santé touchent l'estomac et les processus digestifs. On ne devrait jamais les forcer à manger quand ils sont agités ; cela peut les rendre malades ou les mener à l'obésité. Les fonctions digestives consistent à assimiler la nourriture et à l'intégrer graduellement dans le corps, de façon à alimenter chaque partie de l'organisme. Pour les Cancer, la clé d'une bonne santé consiste à se nourrir en assimilant l'amour qui leur est offert (ce qui signifie apprendre à s'aimer eux-mêmes d'abord). Par la suite, grâce aux processus d'examen, de filtrage et d'évacuation, ils le rendront aux autres. La santé, chez les Cancer, est directement reliée aux soins qu'ils se donnent à eux-mêmes et qu'ils apportent aux autres, pas l'inverse.

Lion

(21 juillet-20 août)

Les natifs du Lion sont des meneurs, et ils ont besoin de plus d'attention que tout autre signe. Pareils au feu qui, dans l'âtre, doit être attisé, surveillé et alimenté continuellement avec de l'air et du bois, les enfants nés sous le signe du Lion aiment à se pavaner pour chaque petite chose qu'ils font et à en être félicités. Ils s'abreuvent de vos compliments – tel le bois qui sustente le feu. Ils ont aussi besoin de vos idées et de vos conseils. Comme l'air qui permet au feu de se maintenir.

Ces enfants sont créatifs, sociables, aiment à s'amuser et se délectent d'être le centre d'attention. Si l'on ne leur donne pas de défis créatifs à relever, si l'on ne les complimente pas, ils pourraient recourir à des comportements négatifs pour attirer l'attention. Ce sont par nature des enfants, et c'est pourquoi ils peuvent se laisser aller à des comportements irresponsables. Si l'on omet de corriger cette tendance, elle donnera lieu à un schéma d'autosabotage dans leur vie adulte.

Offrez-leur des défis créatifs à relever : cours de théâtre, danse, chant, comédie ou clubs sociaux axés sur les arts. S'ils dégringolent la route des comportements négatifs, la situation peut être rapidement redressée en leur permettant de travailler avec des pairs moins doués ou handicapés. Les natifs du Lion adorent les enfants et aiment à faire le clown. Donnez-leur l'occasion de s'y adonner. Le théâtre, les spectacles de marionnettes, les tours de magie ou un spectacle pour une fête d'enfants peuvent leur donner l'occasion de parader et de mener. C'est ce que désire leur cœur.

Les problèmes de santé se manifesteront au cœur et au dos chez les petits Lion. Il s'agit de les encourager à suivre leur cœur et à se reposer entre diverses expériences. Il faut leur enseigner tôt à ne pas se consumer, mais plutôt à couver leur braise comme un bon feu, pour nous donner à tous de leur chaleur et du bonheur.

Vierge

(21 août-20 septembre)

Les enfants nés sous le signe de la Vierge sont d'un naturel sérieux. Le rire ne leur vient pas facilement, et tout doit être justifié. L'enfant Vierge est pragmatique, travailleur et serviable. Pour que leur vie soit réussie, ces enfants doivent apprendre à s'amuser. Ils se sentent à l'aise lorsqu'ils sont au service d'autrui, mais on doit leur enseigner tôt qu'une vie équilibrée est aussi faite de repos et de plaisirs personnels.

La personne à dominance Vierge n'est pas naturellement encline à se reposer. Son esprit analyse constamment, et trop souvent, elle est portée à se blâmer. Enseignez-lui que nous sommes tous égaux et que bien que chacun sur le plan terrestre soit doué d'un niveau de conscience différent, nous ne devons porter de jugement sur personne. Il leur faut plutôt apprécier les autres en tant qu'âmes et savoir que chacun possède son propre plan divin. Et que tout est toujours en parfaite harmonie.

Les natifs de la Vierge sont capables d'efforts soutenus et à long terme. Ils accueillent les changements d'abord par l'esprit, puis en font une évaluation pragmatique et, par la suite, procéderont graduellement au changement. Il faut apprendre à ces enfants à exprimer sincèrement leurs sentiments, sans toutefois critiquer les autres. Il faut leur enseigner que ce qui peut s'avérer le plus agaçant pour nous, c'est d'entendre une réflexion sur nos propres peurs. Parfois, cette angoisse provient d'une existence passée, parfois du présent. Aidez-les à se libérer, par le rire, des émotions profondément ancrées. S'ils ne tournent pas leur esprit vers des questions vraiment importantes, les enfants Vierge auront tendance à l'hypocondrie. Il peut être utile de coucher par écrit leurs pensées.

Les problèmes de santé chez eux se rattacheront au côlon, avec blocages possibles, parce qu'ils s'attachent aux rancœurs qui n'ont pas été exprimées.

Balance

(21 septembre-20 octobre)

Les natifs de la Balance vivent de nobles idées et de conversations éloquentes. Il est difficile de leur demander de se taire, notamment s'ils sont assis à côté d'un Gémeaux. Leur esprit est constamment préoccupé par les rapports sociaux et les rencontres. Les jeunes Balance cherchent à s'intégrer au groupe et à s'entendre avec les autres. La beauté est d'une grande importance pour ces personnes. Pour retenir leur attention, il faut des paroles fleuries et des histoires sur les gens. Les Balance cherchent à savoir comment les gens se fréquentent et communiquent harmonieusement.

Les natifs de la Balance adorent parler et sont enclins à s'épargner l'effort physique. Aux yeux des autres signes, ils sembleront paresseux. Alors, comment les faire bouger ? Promettez-leur une bonne histoire sur les gens. Voilà aussi comment leur enseigner l'histoire ou toute autre matière à l'école. Inventez des détails sur les gens et sur leur rapport à l'amour, à la guerre, à la famille, au pays et aux animaux. Ces enfants adorent se mêler aux autres et s'endimancher. On peut se servir de ces dispositions comme récompenses qui les inciteront à se mettre au travail. Mon neveu est Balance, et il me donnait toujours un coup de main si je promettais de m'asseoir ensuite avec lui pour discuter de choses qui l'intéressaient.

La profondeur de la pensée de ces enfants vous surprendra. Elle est de grande envergure. À l'âge de quatre ans, mon neveu Matt aborda le courage des abeilles avec moi. Voilà l'ampleur de la pensée d'une Balance.

Le plus grand problème chez eux, c'est d'être intègres et de cesser de craindre qu'ils ne seront pas admis par la société. Ils veulent être acceptés et faire partie du « beau monde ». Ce désir est d'une force telle qu'il pourrait les conduire à se soumettre à l'influence des pairs et à succomber à l'usage de substances toxiques de divers types. Il est donc impératif que le parent de l'enfant Balance crée un environnement où celui-ci est accepté, apprécié et encouragé dans ce qu'il est.

Dès l'instant où vous commencez à travailler avec ces enfants, il faut les aider à étayer leur estime de soi par des normes qu'ils auront conçues eux-mêmes, et non pas issues de la compétition avec d'autres. Expliquez-leur comment vous avez créé *vos* normes personnelles d'intégrité et de quelle manière vous avez construit votre estime de soi. Incitez les enfants Balance à écouter leurs sentiments les plus profonds et félicitez-les lorsqu'ils le font. Aidez-les à choisir quelques personnages célèbres ou des saints, en vue de les émuler.

Les problèmes de santé chez les Balance se manifesteront à la vésicule biliaire, qui produit la bile aidant à la digestion des gras. Les gras sont associés aux satisfactions de la vie, voire aux excès. Comme l'apparence délicieuse de la crème chantilly dissimule l'absence de substance, la Balance doit comprendre que le soi-disant beau monde et la « belle vie » ne mènent à rien de plus qu'à une crème chantilly, c'est-à-dire qu'ils sont attrayants, mais dépourvus de substance. La personne sous le signe de la Balance doit se défaire de l'illusion de la beauté et devenir vraie en paroles et en actes. Voilà la clé d'une bonne santé pour elle.

Scorpion

(21 octobre-20 novembre)

Le natif du Scorpion est un être mystérieux. Il est profondément émotif et s'abreuve de pouvoir, de secrets, de silence, de sexualité et de sciences occultes. Tout ce qui n'est pas visible à l'œil, tout ce que la conversation tait ou qui dévie de la norme sociale présente un intérêt considérable pour lui. Voici un enfant qui cherche à connaître les secrets de l'univers et de tout ce qui se déroule derrière les portes closes. Les enfants Scorpion sont de grands passionnés. Ils scrutent en silence et abritent le désir secret de *savoir* pour ainsi dominer chaque aspect de leur vie. Très intuitifs, ils lisent les émotions des autres comme un journal ouvert. Les parents d'enfants Scorpion doivent se rendre compte de la profondeur de leur caractère, les pousser à utiliser leurs talents de détectives pour aider l'humanité et à ne pas succomber à leurs visées égoïstes.

Ces enfants sont des catalyseurs. Ils métamorphosent les autres par leur pénétration dans les tréfonds sombres de l'âme humaine. Tels des chirurgiens, ils dévoilent les secrets les plus intimes. Ils sont aussi capables de choquer et d'effrayer leurs professeurs par leurs révélations et leurs questions brutales. Conscients de ce trait, les enseignants et les parents sauront éviter d'être scandalisés. Ils encourageront plutôt ces petits Scorpion à chercher les réponses à leurs questions dans les livres ou en s'entretenant avec les spécialistes du domaine concerné.

Les parents, lorsqu'ils travaillent avec des enfants Scorpion, doivent reconnaître la profondeur de leurs interrogations. Il leur faut les inciter à s'interroger, mais aussi leur enseigner que la loi de non-ingérence est la première d'entre toutes. Qu'interférer avec l'état de conscience pour le simple plaisir de choquer entraîne des conséquences karmiques (donc des épreuves supplémentaires) et ne leur apportera pas le pouvoir recherché. Si vous leur enseignez que le véritable pouvoir repose en eux et non dans la domination des autres, vous leur aurez permis de devenir un peu plus les petits anges qu'ils sont vraiment.

Les enfants Scorpion doivent apprendre à exprimer la profondeur de leurs émotions sans accuser les autres de leurs déboires. Ils doivent comprendre, dès leur jeunesse, que tout dans leur univers découle de leurs choix dans le présent ou contractés avant de s'incarner en ce monde.

Vous pouvez les aider à comprendre le point de vue et les motivations des autres en cherchant des signes par rapport à la nature spirituelle des gens. Au cours d'échanges avec les autres, enseignez-leur à se concentrer sur les indices : la mission de vie de ces personnes, les leçons qu'elles ont à apprendre ou ce qu'elles tentent de réaliser. Ce petit travail de détection peut les aider à prendre des décisions qui affineront leur compréhension de ce qu'est le véritable pouvoir.

Chez les natifs du Scorpion, les problèmes de santé se situeront dans les organes sexuels. Le secret de la création réside dans le siège du pouvoir. La clé d'une bonne santé pour ces individus, c'est d'accepter leur propre immortalité et leur pouvoir de création, ce qui exige d'abord d'assumer leur responsabilité pour chaque choix qui est le leur. Assurez-vous de leur enseigner que tout – chaque pensée, chaque parole, chaque geste – relève du libre arbitre. Voilà leur pouvoir de création. Par le choix, nous créons tout dans notre univers.

Apprenez toujours aux enfants Scorpion à choisir de garder leur pouvoir, à ne pas y renoncer au profit des autres. Chaque fois que nous disons : « Il m'a poussé à faire ça » ou « Il a fallu que je le fasse », nous sacrifions notre pouvoir. Les natifs du Scorpion doivent apprendre tôt à choisir en tout ; ils préserveront ainsi leur pouvoir et leur santé.

Sagittaire

(21 novembre-20 décembre)

Les enfants Sagittaire sont créatifs et voudront tout connaître. Ils sont sans peur et capables de se pencher au bord d'un gouffre pour voir ce qui se trouve en bas. Ne s'en tenir qu'à un sujet ou répéter la même chose encore et encore les ennuie profondément. Ils sont vifs et aiment à découvrir de nouvelles idées, d'autres horizons ; ils se plaisent dans un environnement où tout évolue rapidement. Par nature, ils sont attirés par la connaissance et n'ont besoin que de peu d'encouragements pour réussir.

Enseignez à votre petit Sagittaire à se concentrer sur une chose assez longtemps pour bien la connaître avant de passer à un autre projet. Tôt dans la vie, incitez ces enfants à tenir un journal, écrit ou sur cassette, sur vidéo ou sur ordinateur. Un journal améliore leur capacité de concentration. Dites-leur que le fait de compléter le projet vaut davantage que le projet en soi.

Il est indispensable de leur apprendre que le temps a un sens – autant pour la croissance d'un arbre que pour une corporation. Les projets simples – par exemple, faire pousser une petite plante à partir d'une graine – peuvent aider les natifs du Sagittaire à apprécier la prudence, la discipline et le temps.

Par ailleurs, ils tireront énormément des voyages. Ces enfants s'épanouissent à l'étranger, dans les bibliothèques et les librairies, dans les cinémas et sur Internet. Ils adorent étendre les horizons de la famille et vous surprendront peut-être par le genre d'amis qu'ils inviteront à dîner.

Les Sagittaire aiment à surpasser l'état de conscience de la famille. S'ils en ont la chance, ils mettront les parents à l'épreuve par leurs réalisations. Ces petits s'intéressent davantage à Dieu et aux anges que la plupart des enfants. Ils veulent comprendre comment voyager dans la sphère divine, aussi bien que sur terre. Il faut donc leur donner une base fertile leur permettant d'explorer l'éventail des possibilités que Dieu offre. Ils souhaiteront peut-être assister à des enseignements auxquels vous n'auriez jamais songé. Accompagnez-les, et vous les verrez épanouir leur esprit, car ils cherchent à s'élever.

L'approche avec les enfants du Sagittaire consiste à ne jamais les entraver. Ils ont l'univers à découvrir, et vous les perdrez si vous imposez des limites aux connaissances qu'ils souhaitent acquérir. Fournissez-leur les outils pour qu'ils puissent effectuer des choix avisés sans contraindre leurs entreprises par vos craintes. Les enfants Sagittaire sont d'infatigables optimistes, sachez-le, et procurez-leur les outils pratiques qui leur permettront de réaliser leurs rêves.

Chez les Sagittaire, les problèmes de santé se situent dans les cuisses. Pour les natifs de ce signe, le voyage sera en général couronné de succès.Toutefois, ils doivent apprendre à équilibrer leur soif de savoir et de découvrir, et leur besoin de repos. Voilà ce qui les empêchera d'épuiser leurs forces et les gardera en santé.

Capricorne

(21 décembre-20 janvier)

Les natifs du Capricorne allient la prévoyance et la ténacité qui mèneront à bien leur vision. Ces enfants sont pragmatiques et ambitieux. Ils s'orientent vers de nobles desseins, puis ont recours à des moyens pratiques pour y arriver. Ils n'aiment pas trop se détendre et se divertir. Dans une situation difficile, ils savent exactement comment agir.

Ils sont meilleurs maîtres d'eux-mêmes que les autres signes du zodiaque et sont capables de garder la tête froide en situation de crise. Les enfants Capricorne doivent apprendre à exprimer leurs sentiments pour que leur entourage sache ce qu'ils vivent. Leur visage impassible peut demeurer indéchiffrable, même pour leurs parents. Plus tard dans la vie, cette qualité constituera un atout lors de transactions d'affaires. Par contre, elle sera à l'origine d'une carence affective si les parents en venaient à se sentir personnellement visés par ces mines renfrognées et ne comblaient pas leurs besoins.

Les petits Capricorne paraissent avoir tout sous contrôle, mais ils ont besoin de discipline et de limites concrètes pour se sentir aimés. Il faut leur apprendre à s'occuper des autres mais aussi les aider à comprendre leurs propres besoins. Les Capricorne aiment par nature la sécurité, la circonspection, la prudence ; ils maintiennent une attitude conservatrice. Ils excelleront en mathématiques et dans tout ce qui exige un soin méticuleux. Ils préféreront néanmoins traiter des détails avec les autres, plutôt que de faire cavalier seul. Ce sont de formidables administrateurs.

À ces enfants, vous pouvez faire le cadeau précieux de leur enseigner à maintenir chaque jour un équilibre. Expliquez-leur que nous comportons tous des aspects physiques, affectifs, mentaux et spirituels, et que chaque facette de notre être nécessite une attention quotidienne. À la fin de chaque jour, laissez-les vous dire comment ils ont pris soin de chaque partie d'eux-mêmes.

En outre, le parent doit être attentif à la prédisposition de ces enfants au stress, car ils n'expriment pas leur anxiété comme la plupart des gens. Ils demeurent silencieux et paraissent totalement en possession de leurs moyens, même lorsqu'ils sont stressés. Le rire permet de négocier ce type de situations tendues. Vous pouvez leur enseigner, même tout jeunes, à intégrer d'autres méthodes efficaces pour se libérer du stress.

Une technique simple consiste à prendre une inspiration profonde, à la garder quelques secondes, puis à réitérer le mouvement deux fois. Pour terminer, demandez-leur de songer à la chose la plus amusante qu'ils puissent imaginer, puis d'en rire tout haut. Quand nous étions enfants, nous nous entreregardions et passions un doigt sur nos lèvres en émettant un son absurde du genre « blobb-blobb-blobb » pour faire rire celui ou celle qui pleurait. Le parent ou le professeur devra parfois se plier au ridicule, s'il veut enseigner au petit Capricorne à se laisser aller et à rire.

Les problèmes de santé chez les natifs de ce signe se manifestent dans les genoux. Cela reflète leur capacité ou non à se montrer flexibles. Nous nous agenouillons sur cette partie du corps, et le Capricorne doit apprendre à poser ce geste pour demander de l'aide plutôt que de porter seul son fardeau. Nous savons que les Capricorne sont des durs à cuire, mais s'ils souhaitent rester en santé, il faudra qu'ils se souviennent que nous avons tous besoin de nous appuyer sur les autres de temps à autre.

Verseau

(21 janvier-20 février)

Les natifs du Verseau sont les orateurs de la planète ; ils se prononcent pour le bien de tous et nous font évoluer vers une société plus progressiste. Le Verseau est le signe du zodiaque lié à la révolution, au progrès, à la fraternité universelle, à l'amitié et au génie inventif.

Les enfants du Verseau cherchent à comprendre ce que vous avez à dire, et il vaudrait mieux que ce soit logique si vous voulez satisfaire leurs interrogations. Ils ont soif de connaissance et l'appliqueront sur-le-champ à leur base de logique. Ces petits adorent réfléchir et parler.

Les enfants Verseau ne perçoivent pas les choses telles qu'elles sont, mais plutôt sous l'angle de leurs usages possibles. Ce trait peut être agaçant pour un parent qui a un côté pratique. Par exemple, les enfants sous le signe du Verseau sont susceptibles d'utiliser leur meilleure serviette pour sécher le chien. Ils pourraient bien décider de câbler à leur manière les appareils de votre cuisine pour qu'ils opèrent en tandem, en y ajoutant quelques pièces du sèche-cheveux pour y arriver. Apprécierez-vous ce genre d'initiatives ? Si vous les percevez comme des embêtements, la réponse est non. Ce n'est pas là la meilleure réaction à avoir face aux petits Verseau, qui éprouvent cet impérieux désir de savoir *comment* fonctionnent les choses et les disséqueront systématiquement pour obtenir leur réponse.

Incitez ces enfants inquisiteurs à poursuivre leurs projets en demandant d'abord l'autorisation de se servir ou d'acheter les outils requis. Ils entreprendront peut-être un projet avec une idée en tête, mais bifurqueront vers autre chose avant que la première idée ne soit menée à bien. Cela peut s'avérer catastrophique s'il s'agit d'une expérience impliquant votre cuisinière ! Apprenez-leur à s'en tenir à un projet à la fois et à noter au fur et à mesure les autres idées qui surgiront en chemin. Par la suite, ils pourront trier ces idées et en choisir une sur laquelle travailler.

Les petits Verseau ne doivent pas être bridés. Ils ont besoin d'espace pour mettre à l'épreuve leur logique et leurs idées sur le monde. Apprenez-leur comment s'y prendre en toute sécurité et dans le respect des lois spirituelles. Enseignez-leur que la fin ne justifie pas les moyens. Ces enfants sont captivés par une idée à un point tel qu'ils oublient tout ce qui les entoure. Ce sont de véritables petits savants distraits. Bien sûr, il s'agit d'une forme de génie, mais en tant que parents, vous devez leur inculquer quelques notions pratiques tout en leur offrant une arène vaste où ils pourront expérimenter avec la vie.

Les problèmes de santé se manifestent chez les Verseau dans les mollets et les chevilles. La force, l'équilibre et la flexibilité sont les clés d'une bonne santé pour ces petits. L'intensité de leurs convictions les aiguillonne, mais il leur faut trouver un équilibre pour éviter de perdre leurs fondations dans la vie. Finalement, une grande flexibilité leur est nécessaire pour s'orienter autrement une fois qu'ils ont enfin compris.

Poissons

(21 février-20 mars)

Les natifs des Poissons sont doués d'une extraordinaire sensibilité. Les indigos sous le signe des Poissons sont aussi extrêmement intuitifs. Ils ont conscience des vies antérieures, même s'ils ne les comprennent pas forcément. Ils peuvent être sujets à des angoisses résultant d'intuitions ou de prémonitions. Ils ont besoin que leurs parents les guident au travers des voiles de l'illusion des mondes inférieurs, de sorte qu'ils ne soient pas amenés à fuir leurs sentiments et leurs intuitions par l'usage de substances toxiques ou en se livrant à d'autres dépendances.

Les enfants Poissons fondent en larmes pour des riens. Ils auront cerné votre énergie, vos émotions et vos schémas de pensée avant même que vous n'ayez ouvert la bouche. Il ne leur est pas facile de comprendre la méthode conventionnelle pour les devoirs, parce que les paroles et les actions font partie d'une approche pédagogique qui néglige le plan kinesthésique. Les enfants sous ce signe sont fortement kinesthésiques et ont besoin de vos lumières en la matière pour pouvoir évoluer sainement.

Ces jeunes ont besoin d'apprendre à écouter ce que leur dicte leur cœur. Il leur faut être à l'écoute de leurs rêves, et les parents doivent les inciter à en discuter, les pousser à parler des expériences de leur monde intérieur. Il leur faudra admettre que la science ne possède pas toutes les réponses sur la nature véritable de l'âme.

Donnez aux petits Poissons des projets qui leur permettront de voir sur quels points la spiritualité et la science concordent. Les enfants Poissons adorent dormir, lire, rêver, méditer et se livrer à l'introspection. Ils raffolent d'histoires fantastiques, sont éperdument romantiques et sans doute les auteurs de la phrase « Et ils vécurent heureux à tout jamais ». Il faut leur préciser que cette phrase fait référence à l'âme, et non aux expériences dans le monde physique. Ainsi, ils s'éviteront des épisodes superflus de perfectionnisme et quelques grosses déceptions.

Si vous n'êtes pas familier avec les voyages intérieurs et que vos enfants sont essentiellement des Poissons, trouvez-leur un maître intègre qui se conforme aux lois spirituelles et qui pourra leur enseigner. Ces enfants doivent comprendre qu'ils ne sont pas fous ni « diaboliques ». Leur expérience touche cependant à l'illumination de diverses manières, et il faut leur expliquer ce qu'elle signifie.

Si, dans votre entourage, il n'y a aucune personne fiable qui serait apte à leur servir de guide par rapport à ces questions, alors asseyez-vous avec eux chaque soir, ou du moins une fois par semaine, pour méditer, prier, écouter une cassette édifiante ou lire un ouvrage spirituel. Si quelqu'un demande à rencontrer un maître spirituel et s'engage à passer du temps chaque semaine à apprendre, alors le maître apparaît. Ce qui ne signifie pas qu'il se manifestera systématiquement sous forme physique. Mais souvent, la connaissance surviendra lors d'une méditation, d'une transe ou dans un rêve. Enseignez aux enfants Poissons que leur âme prévaut et que lorsqu'ils résonnent avec leur cœur, ils sont à l'écoute de leur âme.

Les problèmes de santé chez les Poissons toucheront les pieds. Établissez des bases d'après les lois spirituelles et donnez-leur des techniques pratiques pour les aider à vivre sans danger dans le monde physique.

Chapitre 13

Un amour pour soi inconditionnel

Les enfants indigo sont souvent des perfectionnistes, et de ce fait, peuvent se montrer extrêmement exigeants envers eux-mêmes. Ils s'en veulent pour chaque transgression dont ils se croient coupables. Ils sont déjà douloureusement conscients de leurs erreurs, et c'est pourquoi ils se mettent agressivement sur la défensive lorsqu'on les gronde.

Même si les indigos peuvent à certains moments nous rendre fous, il est important de tempérer l'expression de notre colère à leur égard. Commencez par les complimenter sur ce qu'ils viennent de faire, avant de leur parler de leur erreur. N'oubliez jamais de leur en expliquer la raison et de leur donner les motifs de vos requêtes.

Faites comprendre à vos enfants que tout le monde commet des erreurs. Selon le livre *A Course in Miracles* : « Les erreurs exigent une rectification, pas un châtiment. » Trop souvent, les indigos ont honte de leurs qualités uniques, parce qu'on leur a affirmé qu'ils étaient « perturbés ». En raison de leurs aptitudes sociales mal développées, ils commettront des erreurs dans leurs interactions avec les amis.

Voici quelques méthodes de guérison spirituelle auxquelles les enfants indigo peuvent recourir lorsqu'il leur semble avoir commis une erreur.

Annuler. Une bévue entraîne des conséquences, une réaction en chaîne. Par exemple, quand j'étais au lycée, j'ai divulgué le secret d'une copine. Cette rumeur a bientôt fait le tour de l'école, et il va sans dire que cette jeune fille en a énormément souffert. Elle était furieuse. À la suite de cet événement, j'ai donc appris à taire les secrets et à ne pas cancaner.

C'est pourquoi nous, les enfants indigo, pouvons tirer de précieuses leçons de nos erreurs. Mais il est également possible d'apprendre de ces errements sans avoir à souffrir. Il existe une méthode très efficace pour négocier les erreurs : l'annulation. Celle-ci interrompt la réaction en chaîne que suscitent les impairs. Elle permet à l'énergie de faire marche arrière, de sorte que le temps soit inversé et que l'énergie de l'erreur se défasse. Cette annulation fonctionne, parce que le temps est simultané, pas linéaire. Voici comment procéder :

La prochaine fois que vos enfants commettront une maladresse, faites-leur répéter ce qui suit :

> *Mon Dieu, je reconnais avoir commis une erreur et je demande que tous ses effets soient annulés dans toutes les directions du temps, pour toutes les personnes impliquées. Merci.*

Demandez-leur de demeurer en silence et de respirer profondément pendant que l'annulation se poursuit. Partagez avec eux tout ce que vous aurez ressenti ou perçu durant le processus, et incitez-les à en faire de même avec vous. Cette méthode suscite des miracles ! Fort probablement, les personnes impliquées dans le différend ou le malentendu oublieront pourquoi elles étaient fâchées contre votre indigo. Elles auront vraiment « pardonné et oublié ».

Neutraliser le karma. Les difficultés que nous éprouvons parfois avec certaines personnes sont dues au fait que nous partagions avec celles-ci un vécu commun. Par exemple, vous supposez que vous avez connu vos enfants indigo dans une vie passée, et vous avez probablement raison. Fiez-vous à votre intuition, qui vous divulgue le rapport que vous aviez auparavant avec eux (mère-fille, père-fils, mari-femme, frère-sœur, etc.). Un grand nombre d'enfants indigo ont beaucoup de souvenirs de leur vie antérieure et en parlent comme si de rien n'était : « Tu te souviens, j'étais ta mère et tu étais mon enfant ? » Ce phénomène se produit notamment chez les enfants de moins de cinq ans. Après cet âge, les tout-petits se soumettent à la pensée rationnelle et sont moins conscients des faits ésotériques.

Que vous croyiez en l'existence de vies passées ou non, vous pouvez percevoir que certains de vos rapports aux autres sont sujets à un « karma ». Par exemple, votre relation avec une personne en particulier semble marquée par un certain schéma de comportement, ce qui pourrait indiquer qu'elle recèle une leçon à tirer pour vous deux. Vous et vos enfants indigo pouvez neutraliser ce karma sans avoir à subir les leçons longues, pénibles et difficiles que renferme cette relation. Dites simplement à vos anges :

> *Je demande que tout le karma avec* [nom de la personne] *soit neutralisé dans toutes les directions du temps et qu'il n'en demeure qu'une seule leçon et de l'amour. Je suis maintenant disposé à renoncer à toute rancœur envers* [nom de la personne], *et à toute la souffrance, je substitue la paix.*

Demeurez en silence, et observez les sensations et les impressions qui s'élèvent en vous. La neutralisation du karma est un procédé puissant ; la plupart des gens remarquent que leur corps frémit au moment où la mémoire cellulaire évacue ces énergies emmagasinées.

Les missives aux anges. Vos enfants peuvent résoudre un conflit ou un malentendu en se mettant en contact avec les anges gardiens de l'autre personne. S'ils sont en âge d'écrire, demandez-leur d'adresser une lettre aux anges gardiens de l'autre. Ils pourront rédiger cette lettre sur papier ou sur l'ordinateur. N'importe qui peut se mettre en contact avec les anges gardiens d'une autre personne par une simple intention. Si vos indigos sont trop petits pour écrire, ou s'ils ne sont pas enclins à le faire, qu'ils confient alors leurs déboires mentalement ou tout haut aux anges gardiens de l'autre.

Pour conclure cette communication (écrite, verbale ou mentale), ils devraient solliciter l'aide des anges gardiens afin de trouver une solution. Par exemple :

> *« Je demande votre assistance, à vous les anges, afin d'apaiser cette situation. Aidez-nous tous deux à voir la lumière et l'amour divins en l'autre, plutôt qu'à nous concentrer uniquement sur la peur et l'obscurité. Merci, chers anges, pour cette solution. »*

Guérir les traumatismes chez les enfants indigo

Les répercussions de la maltraitance ou de tout autre traumatisme chez une personne peuvent être profondes et persister longtemps. D'une certaine manière, nous avons tous survécu à quelque chose. Qui, parmi nous, n'a jamais été blessé d'une façon ou d'une autre ? Cependant, d'aucuns ont souffert d'inconcevables blessures, tels l'inceste, le harcèlement, des mauvais traitements physiques, des sévices rituels, ou encore une agression subite, un accident ou une perte.

Les effets de ces traumas se manifestent souvent par des symptômes psychologiques et comportementaux que l'on nomme « névrose post-traumatique ». Ces symptômes incluent la dépression, l'insomnie ou l'hypersomnie, le manque de concentration, les souvenirs ou les cauchemars récurrents, un sentiment d'insécurité et l'incapacité à faire confiance aux autres. Ces symptômes n'évoquent-ils pas certains enfants indigo de votre connaissance ?

Ces petits de votre entourage ont peut-être effectivement subi un traumatisme que vous ignorez. Par exemple, bon nombre des jeunes filles que j'ai traitées lorsque je m'occupais des troubles de l'alimentation avaient subi un traumatisme lors de leurs premiers rapports sexuels. Certaines avaient été violées à l'occasion d'un rendez-vous, alors que d'autres avaient été manipulées et s'étaient données sexuellement sans y être prêtes sur le plan affectif. En fait, j'estime que la vie sur terre est tout simplement traumatisante en soi. Les rapports entre les gens sont marqués par la brutalité, et comme le disait un indigo : « Les enfants sont vraiment cruels les uns envers les autres. »

Bessel van der Kolk, le premier spécialiste sur la névrose post-traumatique liée au trauma et l'auteur de *Traumatic Stress*, a examiné les plus récentes études scientifiques sur ce type de trouble. Il affirme que les victimes de trauma se sentent déconnectées, qu'elles n'ont pas clairement conscience du présent, qu'elles manquent d'imagination et sont incapables de broder une histoire. La majorité des victimes de trauma s'isolent, deviennent cyniques et antisociales.

Les victimes souffrant de névrose post-traumatique ont tendance à réagir émotionnellement plutôt qu'à raisonner. Elles réagissent presque exclusivement à ce qu'elles ressentent, plutôt que de présenter l'amalgame normal d'émotions et de pensée analytique. Elles éprouvent également des difficultés à résoudre les problèmes.

Les scanners du cerveau des victimes de traumatismes montrent que leur cerveau se comporte très différemment de ceux qui n'ont pas subi de chocs si violents. Par exemple, les victimes de névrose post-traumatique scrutent sans relâche l'horizon et chaque situation pour y déceler une éventuelle menace. Ces gens sont toujours en état d'alerte, et de ce fait, paraîtront nerveux et sur la défensive. En revanche, ces mêmes personnes ne perçoivent pas les stimuli qui ne signalent pas le danger. Ainsi, elles pourraient ne pas voir quelque chose qui les rassurerait ou leur apporterait du bonheur. Si le stimulus n'est pas dangereux, la personne souffrant de névrose post-traumatique ne le traite pas parce que le signal n'est pas pertinent par rapport à l'objet de sa focalisation. Le lobule rachidien dans le cerveau (responsable de la perception des stimuli) n'est pas activé par la perception de stimuli qui n'ont pas trait au danger.

Les scanographies du cerveau des victimes de névrose post-traumatique ont été comparées à celles de gens exempts de ce trouble. On fit entendre un son aux deux groupes ; les victimes de névrose post-traumatique ne présentèrent aucune réaction dans le lobe postérieur du cerveau, la zone où les émotions sont enregistrées, alors que le groupe témoin exempt de ce trouble montra une activité dans cette région du cerveau. Cela indique que le corps élémental est engourdi chez les gens présentant des symptômes de névrose post-traumatique.

Vous pouvez aider vos enfants indigo à réveiller leur corps émotionnel en les incitant à prendre en note les faits heureux ou les marques d'amour de la journée. Récompensez-les s'ils ramènent une liste tous les jours à la maison. Ou encore, jouez avec eux au jeu des détails lorsque vous roulez en voiture. Van der Kolk affirme que cette méthode permettant d'apprendre à remarquer les petits détails est un moyen de guérison très efficace pour les victimes de névrose post-traumatique.

Van der Kolk a également découvert une différence entre le fait de revivre un choc passé, et le résoudre. Ceux qui se souviennent du trauma, mais décident de le taire, se portent mieux psychologiquement que ceux qui ont oublié ou qui en parlent. Ne vous en faites donc pas si les enfants indigo que vous rencontrez ne souhaitent pas parler de leurs blessures. Ce spécialiste a également décelé que les gens traumatisés se remettent rapidement en se livrant à un procédé que l'on nomme « Vers l'extérieur ». Cette expérience les aide à reconquérir le sentiment d'être maîtres de leur corps. Il conseille également la désensibilisation et la reprogrammation par les mouvements oculaires (EMDR : *Eye Movement Desensitization and Reprocessing*) et l'expérience somatique (SE : *Somatic Experiencing*) aux victimes de tous les types de traumatismes. J'ai été personnellement témoin de la guérison des effets de souvenirs douloureux chez plusieurs personnes.

L'EMDR est un procédé thérapeutique au cours duquel le thérapeute fait exécuter au client une série de mouvements qui permettent de réduire la charge du souvenir traumatique. Plusieurs études ont démontré que le EMDR atténue les symptômes de la névrose post-traumatique. En outre, cette méthode aide les victimes à recadrer leur expérience traumatique de façon qu'elle n'interfère plus avec leur fonctionnement quotidien.

L'expérience somatique est une procédure axée sur le corps pour traiter le trauma. Elle permet au client de décharger doucement les souvenirs physiques et émotionnels de l'événement qui se sont solidifiés. Très souvent, le corps et l'esprit se figent au pire moment du trauma, ce qui laisse la personne en proie à des sentiments d'impuissance et d'inertie déclenchés par tout incident qui lui rappelle le traumatisme originel. En fluidifiant les réactions figées, la personne retrouve une plus grande souplesse sur le plan comportemental et émotif.

Affirmations adressées aux anges

Les enfants indigo pressentent qu'ils sont de vieilles âmes, et vous en conviendrez vous aussi. Ils ont l'air d'avoir sept ans puis, peu après, trente-sept ! Malgré tout, la maturité apparente des indigos pourrait bien dissimuler leurs incertitudes. Plusieurs craignent d'être abandonnés s'ils sont « vilains ». Malheureusement, nombre d'entre eux sentent qu'ils ne méritent pas d'amour et rejetteront ses manifestations. Les gens qui sont durs envers eux-mêmes seront sujets aux dépendances pour masquer leur sentiment de dévalorisation.

La plupart des indigos ont soif de sentiments positifs, même s'ils donnent l'impression d'être endurcis et de se ficher de tout. J'ai découvert que plus une personne est difficile à aimer, plus elle a besoin d'amour.

Les enfants indigo savent que l'amour est le seul aspect important de la vie. Pam Van Slyke, une éducatrice spécialisée vivant en Arizona, me fit part d'un incident illustrant ce fait :

> La mère de Jason s'entretenait avec le professeur de son fils et le directeur de l'école. Jason, âgé de neuf ans, se tortillait nerveusement à l'extérieur du bureau du directeur. Il se mit à farfouiller partout dans le secrétariat, touchant à des choses qu'il n'aurait même pas dû toucher. Je le fis s'asseoir sur une chaise, là où il pouvait apercevoir sa mère.
>
> Après quelques secondes, Jason se mit debout, irrité, et déclara : « Je n'ai pas à faire ça. Je sais ce qui est important. *J'aime* ma mère, et elle *m'aime* ! » Un grand frisson me parcourut. Par la suite, j'ai fait part de cette anecdote à la mère de Jason. À la fin, ses yeux s'empli-

rent de larmes : « Il a vraiment dit ça ? Il ne m'a *jamais* rien dit de tel. » Jason ne répétait pas ces mots comme un perroquet qui réciterait sans réfléchir. De toute évidence, il avait compris que seul l'amour importe.

Les affirmations conforteront l'estime de soi défaillante de l'enfant indigo. En voici quelques-unes que vous et vos enfants pouvez répéter ensemble :

- *Je suis l'enfant béni de Dieu.*
- *Puisque Dieu est pur amour, je le suis aussi.*
- *Je suis entouré d'anges qui m'aiment juste pour ce que je suis.*
- *Je sollicite l'aide de mes anges n'importe quand. Ils sont toujours là pour m'aider.*
- *Dieu et les anges m'aiment inconditionnellement.*
- *J'ai beaucoup à offrir au monde.*
- *Mes anges perçoivent mes talents cachés.*
- *J'ai le pouvoir d'apporter d'importants changements dans le monde.*
- *Mon esprit est clair et capable d'une concentration parfaite.*
- *Je suis doué d'une mémoire infaillible.*
- *Je fais confiance à mon intuition.*
- *Je dis ma vérité avec amour et compassion.*
- *Je travaille présentement à ma mission de vie et je me sens comblé.*
- *J'ai une grande valeur en ce monde.*
- *Plusieurs personnes m'aiment et ont besoin de moi.*

Postface

Un message aux enfants indigo

Vous avez choisi une mission délicate, sur une planète périlleuse. Mais heureusement, vous bénéficiez de l'assistance dont vous aurez besoin. Plusieurs d'entre nous, les adultes, croyons en vous et nous partageons vos convictions. Vous avez un rôle essentiel à jouer, même si vous n'en connaissez pas encore le caractère. En maintenant votre corps et votre esprit à l'écoute par la méditation, l'exercice, la communion avec la nature et une alimentation saine, vous serez aptes à comprendre clairement l'avis divin qui vous mènera à trouver votre voie.

Ne vous souciez pas des défauts que vous croyez avoir. Si les maîtres spirituels attendaient de voir tous leurs problèmes terrestres résolus avant d'entreprendre leur mission de vie, il n'y aurait pas de maîtres spirituels sur terre ! Tout le monde est aux prises avec des problèmes non résolus et chacun a son lot de contrariétés. Il faut simplement vous en tenir à vos priorités et ne pas laisser les chocs de la vie vous détourner de votre but.

Notre soi inférieur – l'ego – ne tient pas à ce que nous nous consacrions à notre mission de vie. Il préfère que nous soyons convaincus d'être inférieurs et souhaite que nous restions asservis et angoissés. C'est pourquoi l'ego vous demandera de voiler votre lumière divine au nom de l'humilité et fera en sorte que vous vous affairiez à des tâches sans valeur (ou de moindre valeur), plutôt que de vous consacrer à votre mission de vie.

Sachez que, peu importe votre âge, vous êtes compétents et prêts à porter secours à la Terre ! Votre contribution, quelle qu'elle soit, sera appréciée, qu'il s'agisse de transmettre de l'énergie à une personne perturbée, de rédiger une lettre pour le rédacteur en chef d'une publication, de boycotter les compagnies qui fabriquent des produits nuisibles à l'environnement ou de verser votre allocation pour une cause sociale.

Enfants indigo, n'oubliez pas tout le soutien que vous recevez de la part de l'au-delà ! Votre équipe n'attend que votre requête, dès maintenant. Il n'y a qu'à formuler la pensée, et elle se mettra à l'œuvre en votre nom, sur-le-champ. Vous n'avez pas à conquérir l'aide de Dieu et des anges. Au-delà de votre personnalité superficielle et de vos erreurs, ils voient la gloire qui vous vient de Dieu. Les anges sont venus pour mettre en branle le plan de Dieu pour la paix, une personne à la fois. Tout ce qu'ils font pour vous aider à devenir plus paisibles est une contribution directe à l'humanité entière.

Faites de votre mieux pour résister aux tendances qui nuiraient à votre corps ou retarderaient votre mission de vie. Demandez une deuxième ou une troisième opinion, si l'on tente de vous affubler de l'étiquette TDA ou TDAH. Examinez toutes les options avant d'en venir au Ritalin et faites tout pour éviter les drogues pharmaceutiques ou autres.

N'oubliez pas que nous avons besoin de vous ! Si vous remettez à plus tard votre mission de vie, le monde entier devra encore attendre pour savourer la paix et la santé. Si la vie vous paraît frustrante et que vous avez l'impression d'être incompris de tous, tournez-vous vers Dieu et vers vos anges. Couchez par écrit vos contrariétés sur une feuille de papier et placez cette feuille au congélateur – un excellent moyen pour vous libérer et lâcher prise. Nombre de personnes qui ont eu recours à ce procédé ont constaté que les problèmes se résolvent effectivement et disparaissent rapidement – et miraculeusement.

Voici un poème qui m'a mis les larmes aux yeux la première fois que je l'ai entendu, car il m'a fait penser à vous, précieux enfants indigo. J'espère que vous prendrez ces paroles à cœur :

Mes enfants chéris

Ne vous brisez plus le cœur.
Chaque fois que vous vous jugez,
Vous vous brisez le cœur.
Vous ne vous abreuvez plus à l'amour,
La source fraîche de votre vitalité.
Le temps est venu.
Votre temps
De vivre,
De célébrer et de
Découvrir cette perfection qui est vous.
Vous, mes enfants, êtes divins.
Vous êtes purs
Et vous avez une sublime liberté.
Vous êtes Dieu dissimulé sous un masque
Et vous n'avez jamais rien à craindre.
Ne combattez pas les ténèbres.
Il n'y a qu'à faire jaillir la lumière.
Lâchez prise
Et inspirez la perfection qui est vous.

– Swami Kripalvanandaji

Bibliographie

- Amen, Daniel, M.D. *Healing ADD*, New York, Putnam & Sons, 2001.
- Block, Mary Ann. *No More Ritalin: Treating ADHD Without Drugs*, New York, Kensington Publishing, 1996.
- Lee Carroll, Jan Tober. *Les enfants indigo*, Ariane Éditions, 1999.
- Dossey, Larry. *Healing Words: The Power of Prayer and the Practice of Medicine*, New York, Harper Collins, 1993.
- Freed, Jeffrey et Laurie Parsons. *Right-Brained Children in a Left-Brained World: Unlocking the Potential of Your ADD Children*, New York, Fireside Publishers, 1997.
- Healy, Jane. *Endangered Minds: Why Our Children Don't Think*, New York, Touchstone, 1991.
- Lad, Vasant. *Ayurveda: The Science of Self-Healing*, Wilmot, Lotus Press, 1984.
- Morningstar, Amadea. *The Ayurvedic Cookbook: A Personalized Guide to Good Nutrition and Health.* Twin Lakes, Lotus Press, 1990.
- Reid, Daniel. *The Tao of Health, Sex and Longevity: A Modern Practical Guide to the Ancient Way*, New York, Fireside Publishers, 1989.
- Tappe, Nancy Ann. *Understanding Your Life Through Color*, Carlsbad, Starling Productions, 1982.
- Virtue, Doreen. *Constant Craving: What Your Food Cravings Mean and How to Overcome Them*, Carlsbad, Hay House, 1995.
- Weeks, David J. *Excentrics, the Scientific Investigation*, Stirling University Press, 1988.

Ressources

- **L'astrologie avec Michele Avanti.** On peut visiter son site Internet : **www.Astrologyandmore.com**
- **Astrodienst.** Cartes du ciel et compatibilités astrologiques gratuites : **www.astro.com**
- **EarthSave International.** Un mouvement global regroupant des gens qui prennent des mesures concrètes pour promouvoir des options alimentaires saines et non nuisibles. EarthSave fournit de l'information, un soutien et des programmes pratiques à ceux qui ont compris que la nourriture qu'ils choisissent a un impact sur l'environnement et la santé humaine. Site Internet : **earthsave.org**
- **Les enfants et le bio.** Un site formidable pour les enfants de tous âges. On y explique l'a b c de l'agriculture et de l'alimentation biologiques : **www.kids.organics.org/Organic/organic.htm**
- **Les enfants intuitifs.** Un site consacré aux enfants doués de dons parapsychiques et créé à leur intention : **www.kids.organics.org/Organic/organic.htm**
- **Les écoles Waldorf.** Fondées sur l'approche holistique du philosophe autrichien Rudolf Steiner, ces institutions favorisent la croissance affective, physique, spirituelle et intellectuelle chez leurs étudiants. Le déficit de l'attention ou l'hyperactivité sont virtuellement inexistants dans ces écoles : **www.kids.organics.org/Organic/organic.htm**
- **Les ressources alternatives.** Pour l'ensemble des ressources alternatives dans le domaine de la santé : **www.kids.organics.org/Organic/organic.htm**

À propos de l'auteure

Doreen Virtue, Ph.D., est détentrice d'un doctorat en psychologie spirituelle et a contribué au livre *Les enfants indigo.* Mère de deux enfants indigo et belle-mère de deux autres indigos, elle a une expérience exhaustive et personnelle des « petits artisans de la lumière », tels qu'elle les désigne. Doreen est aussi l'auteure de nombreux livres de prise en charge personnelle, de cassettes audio et de cartes divinatoires, dont *Healing with the Angels, Angel Therapy* et *The Lightworker's Way.*

Doreen est souvent l'hôte de talk-shows, dont *Oprah*, à CNN, *Good Morning America*, *The View with Barbara Walters*, et l'invitée à d'autres émissions de télévision. Son travail a aussi été l'objet d'articles dans *Glamour*, *Redbook*, *Woman's Day*, *Cosmopolitan*, *Fitness* et d'autres magazines et journaux.

Doreen offre des séminaires partout dans le monde sur les thèmes traités dans ses livres et sur ses enregistrements. Pour de plus amples renseignements sur ses activités et ses publications, visitez son site Internet :
www.kids.organics.org/Organic/organic.htm

Quelques titres de livres d'éveil publiés par les Éditions Ariane

Marcher entre les mondes
L'ancien secret de la Fleur de vie, tomes 1 et 2
L'effet Isaïe
Les enfants indigo
Les dernières heures du Soleil ancestral
Le futur de l'amour
Série *Conversations avec Dieu*
L'amitié avec Dieu
Pratiques de vie
Communion avec Dieu
Questions et réponses au sujet de Conversations avec Dieu
L'émissaire de la lumière
Soria, tome I : *Les grandes voies du Soleil*
Soria, tome II : *Maîtrise du corps ou Unité retrouvée*
Sur les ailes de la transformation
Le futur est maintenant
Le pouvoir du moment présent
L'éveil au point zéro
Série *Kryeon*
Moments de grâce